健康生活系列丛书

常见心理卫生问题的防治

杨洋 主编

蔡燕 何宇恒 副主编

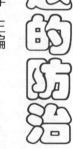

U0251760

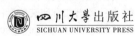

四川大学出版社
SICHUAN UNIVERSITY PRESS

项目策划：许　奕
责任编辑：许　奕
责任校对：谢　瑞
封面设计：胜翔设计
责任印制：王　炜

图书在版编目（CIP）数据

常见心理卫生问题的防治／杨洋主编．— 2版．—
成都：四川大学出版社，2021.4
　（健康生活系列丛书）
　ISBN 978-7-5690-4415-7

　Ⅰ．①常… Ⅱ．①杨… Ⅲ．①心理健康 Ⅳ．
①R395.6

中国版本图书馆CIP数据核字（2021）第013607号

书　名	常见心理卫生问题的防治
	CHANGJIAN XINLI WEISHENG WENTI DE FANGZHI
主　　编	杨　洋
出　　版	四川大学出版社
地　　址	成都市一环路南一段24号（610065）
发　　行	四川大学出版社
书　　号	ISBN 978-7-5690-4415-7
印前制作	四川胜翔数码印务设计有限公司
印　　刷	郫县犀浦印刷厂
成品尺寸	148mm×210mm
印　　张	5.125
字　　数	115千字
版　　次	2021年5月第2版
印　　次	2021年5月第1次印刷
定　　价	32.00元

版权所有 ◆ 侵权必究

◆ 读者邮购本书，请与本社发行科联系。
　电话：(028)85408408／(028)85401670／
　(028)86408023　邮政编码：610065
◆ 本社图书如有印装质量问题，请寄回出版社调换。
◆ 网址：http://press.scu.edu.cn

四川大学出版社
微信公众号

前　言

　　最近几年，我国正大力推进城市社区建设，改善社区居民的卫生条件，提高人民群众的生活水平和生活质量，促进城市经济和社会协调发展。在积极建设以社区卫生服务为基础的城市卫生服务体系新格局的过程中，不仅要提高社区卫生服务水平，还要不断丰富社区卫生服务建设的内涵。而随着城市经济的发展，心理问题日益凸显，成为大家关注的焦点。

　　本书是一本关于常见心理卫生问题防治的科普读物，主要介绍常见的心理卫生问题及其防治措施。本书首先介绍了人生不同阶段常见的心理卫生问题，然后详细介绍了精神分裂症、抑郁与自杀、成瘾问题、应激后心理障碍等比较常见且严重的心理疾病。

　　本书在编写中，注重突出科学性、实用性和通俗性。作者真诚地希望本书能在日常生活中给读者提供切实有益的建议，能成为群众心理健康的卫士，为群众健康和平安尽一份微薄之力。

1

由于我们水平有限，虽竭尽全力，但仍感书中有疏漏及不足之处，恳请广大读者批评指正。

杨　洋

2020 年 12 月

目　录

概述

儿童心理卫生篇

青少年心理卫生篇

中老年心理卫生篇

应激相关障碍篇

神经症与其他异常心理问题篇

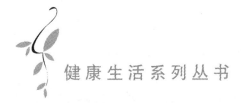

健康生活系列丛书

常见心理卫生问题的防治

概述

什么是心理健康？心理咨询和心理治疗是一样的吗？心理问题需要吃药吗？带着这些疑问，请跟我们进入第一篇。本篇主要介绍心理健康的基本概念和应用途径。

➡ 什么是心理健康？

心理健康是指个体在适应环境的过程中，生理、心理和社会性方面达到协调一致，保持一种良好的心理功能状态。也就是说，一个人心理功能正常，没有心理疾病，能够积极调节自己的心理状态，妥善处理和适应人与人之间、人与社会环境之间的相互关系，就算得上是心理健康。

心理健康同身体健康一样，也有客观的评判标准。不过，这种标准不是通过仪器进行检查，而是根据心理测验、科学观察和个人主观体验等方面的材料来综合分析和判断。心理健康的标准一般包括以下七个方面的内容：

（1）智力正常。智力落后的人通常较难适应社会生活，所以正常的智力水平是人们生活、学习、工作的最基本的心理条件。一般来说，智商在130以上为超常，智商90～130为正常，智商70～89为亚正常，智商在70以下为智力落后。

（2）情绪适中。情绪的产生有相应的原因，比如一个正常的人不会无缘无故地生气或者懊恼。一种情绪持续的时间也会根据情况变化而改变，不会让人长期陷入悲伤或痛苦之中。此外，主流的情绪应当是愉快的、欢乐的、稳定的，而非消极的、悲观的。

（3）意志健全。一个人的意志是否健全主要表现在意志品质上，具体体现在行动的自觉性、果断性和顽强性三个方面。一个意志健全的人，对自己的行动目标有正确的认识，能主动支配自己的行动以达到目标，并善于明辨是非，能当机立断地采取行动，在作出决定、执行决定的过程中，有克服困难、坚持不懈的奋斗精神。

（4）反应适度。人对事物的认识和反应存在个体差异，有的人反应迟钝，有的人反应过敏，但这种差异应有一定限度。反应适度是指一个人的行为反应符合情境，对外部刺激有合适的反应，既不过分，也不突然，没有过敏或迟钝等异常现象。

（5）自我意识明确。自我意识是一个人对自己的认识和评价，它反映了个人对自己的态度。心理健康的人都有明确的自我意识，能正确地认识自己，把"理想的我"与"现实的我"有机地统一起来，并根据自我认识和评价来控制和调节自己的行为，使个体和环境保持平衡。

（6）人际关系和谐。人际关系是人们在工作、生活和学习中所形成的关系，人际关系和谐是心理健康的重要标志之一。人际关系和谐具体表现为在人际交往中彼此心理相容，互相接纳、尊重，对人真诚、善良，以集体利益为重等多个方面。

（7）适应社会生活。心理健康的人不仅能充分了解各种社会规范，自觉地运用这些规范来约束自己，使自己的行为符合社会规范的要求，而且还会让自己的思想、信念、目标和行动跟上时代发展的步伐，与社会的进步和发展协调一致。当个人意志与社会规范出现矛盾时，能及时修正和调节自己的计划和行动，而非妄自尊大、一意孤行，或者逃避现实。

➡ 心理健康重要吗?

世界卫生组织（WHO）指出，健康是一种在身体上、心理上和社会适应方面的完美状态，而不仅仅是没有疾病和虚弱的状态。根据该定义，心理健康是健康不可或缺的重要组成部分，心理健康和身体健康一起，构成了健康中两个不可分割的层面。

心理健康对身体健康有一定的影响，不良心理可能导致人体免疫系统、神经系统、内分泌系统的功能失调，产生躯体疾病。只有心理健康的人，才能生活幸福，顺利地适应社会，更好地生存和发展。所以，心理健康对我们每个人来说都非常重要。

➡ 什么是心理卫生?

心理卫生又称精神卫生，是相对于生理卫生而言的。根据世界卫生组织的定义，精神卫生是指一种健康状态，在这种状态中，每个人能够展现自己的能力，能够应付正常的生活压力，能够有成效地工作，并能够对其社区做出贡献。狭义的心理卫生是指预防和治疗各种心理疾病。从广义上讲，心理卫生是指维护和增进个体的心理健康，减少心理和行为的问题与疾病。

心理卫生的任务是探讨维护、增进心理健康的原则、措施及各种活动，这也是实现心理健康的手段。

在实际应用中，一般人都把心理卫生和心理健康看成同一问题的不同表述。心理卫生思想起源于古希腊时代，而现代心理卫生运动则兴起于 20 世纪初。我国的心理卫生运动起步较晚，1985 年中国心理卫生协会才正式成立。该协会的成立对我国心理卫生事业的发展起到了重要的推动作用。

➡ 我国心理卫生工作是怎样开展的？

我国心理卫生工作目前主要采取三级预防措施。

一级预防：对普通人群心理疾病的防范，主要任务是指导正常人健康地生活，克服种种困难，使他们的心理得到更健康的发展，比如，加强心理卫生知识的宣传，帮助人们掌握预防和发现心理疾病的方法等。

二级预防：防范潜在的一些危险，主要任务是使轻度的心理异常不出现急性发作或转变成慢性，减少心理障碍造成的损害，降低发病率，并防止已经发现的病例蔓延。

三级预防：临床干预，这主要是针对心理疾病病人而言的，这些人的行为和情绪都出现了十分明显的异常，必须由医生对他们进行药物治疗等。进行三级预防的工作单位是各级各类精神病防治医院、精神病防治所，以及普通医院的心理卫生中心。

➡ 如何区别心理正常与心理异常？

世界上任何事物都有正反两个方面，人的心理也是如此。心理异常是与心理正常相对的一个概念，异常即为不正常、失常，心理异常就是指个体偏离了正常的心理，丧失了正常功能的心理活动。由于人的心理活动非常复杂，因此要找到正常心理与异常心理之间的绝对分界线几乎是不可能的。但是，心理学家经过多年研究发现，一般可以通过以下四种方法区别心理正常与心理异常：①运用各种心理测验，如记忆测验、智力测验、人格测验等，看受测者是否处于心理正常的范围。②正常人的行为都符合社会的准则，能根据社会要求和道德规范行事。如果个体不能按照社会认可的方式行事，其行为后果对本人或社会明显有害的时候，可认为此人心理异常。③根据精神疾病诊断标准来进行判断，有符合标准的心理和行为表现的个体，视作心理异常。④自己认为有心理问题并主动求助的一般都不严重；自己认为没有心理问题，专业人员通过其各种表现判断有心理问题的，一般很可能是心理异常。

在临床上判断心理是否异常，一般依据以下三个原则：

（1）统一性原则。一个人的心理活动与其所处的社会环境、自然环境是否统一，是判断其心理是否健康的重要指标。也就是说，当一个人说话办事能被常人理解，不感到离奇、出格时，其心理一般是正常的。如果他看到了、听到了实际上不存在的内容，主观与客观不一致，那么心理肯定是不正常的。

（2）协调性原则。一个人应是一个完整的统一体，思维、情感、意志和行为是相互配合、整体协调的，如遇到值得高兴的事就伴有愉快的情绪体验，表现出愉快的表情和行为举止。如果失去这种协调性，心理活动与行为表现就会出现矛盾，如失去亲人时，反而兴高采烈、手舞足蹈，就表明这个人心理异常。

（3）稳定性原则。一个人在长期的生活中形成了独特的个性心理特征，具有相对的稳定性，也就是俗话所说的"江山易改，本性难移"。如果一个人的心理活动稳定性被打破，比如一个本来乐观开朗的人变得沉默寡言，或者一个情绪稳定的人突然变得脆弱，一点轻微的刺激就让他号啕大哭，则预示着心理可能出现了问题。

➡ 心理问题是否有轻重之分？

心理问题泛指人们心理上出现的一切问题，如情绪消沉、心情不好、焦虑等，自然有轻重之分，一般可分为以下五个等级。

（1）心理烦恼：这是每个人都可能遇到的暂时性情绪烦恼，自己可以识别和调节，一般不会持续影响个体的社会功能，个体能够正常地生活、工作和与人交往，也不影响他人。日常生活中遇到的各种负性事件，如失业、失恋或是天灾人祸等，都可能让人产生心理烦恼。只要正确应对，心理烦恼一般都能逐渐缓解和消失；但如果不能妥善处理，就有可能形成持续的心理问题。

（2）心理问题：指由一定的心理刺激因素诱发从而出现的暂时或局部的情绪问题，自己可以识别但是难以摆脱，对个体的社会功能有轻度影响，需要旁人或者心理医生调节才能得到缓解。个体出现心理问题时，最好接受心理咨询和治疗。如果没有及时解决，问题可能会加重。

（3）心理障碍：这是一种持久的、较大范围的情绪障碍，自己可以识别但是无法摆脱，普通人难以提供帮助，一般需要心理医生调节。虽然一般不影响其他人，但个体的社会功能会部分丧失，影响到个体的生活、工作和人际交往。在解决心理障碍这类问题时，药物治疗和心理治疗同样重要。

（4）心理变态：指显著的、持久的、稳定的，在认知方式、情感反应、人际关系等方面的异常偏离，自己难以识别或者尽管能够意识到却无法摆脱，很少主动求助于他人，一般会影响到其他人。个体身边的人都能够清楚地认识到这种行为模式的不正常。但由于当事人不愿主动就医，治疗效果较差。

（5）心理疾病：指由明显的生物性因素导致的个体在认知、情感、意志、行为等方面的障碍，病人自己一般无法识别和调节，也拒绝治疗，严重影响社会功能，并且可能会危害他人。由于其病因同遗传变异、神经生化以及脑结构异常等相关，因此主要采用药物治疗，并且需要长期治疗和社会监护。这种类型的疾病一般叫作精神病。

➡ 什么是心理咨询、心理治疗、心理咨询师？

心理咨询是心理咨询师运用心理学原理和方法，通过语言、文字等媒介，给求助者以帮助、启发和教育，解决其在学习、工作、生活、疾病和康复等方面出现的心理问题，以帮助求助者更好地适应环境，维护和增进身心健康。心理咨询主要针对正常人，着重处理正常人生活中遇到的各种心理问题，一般时间较短，不用药物治疗。

心理治疗是指心理医生对求助者的各类心理与行为问题进行矫治的过程。心理治疗的对象主要是心理疾病病人，一般治疗时间较长，有时还要辅以药物治疗。在人们的生活中，心理咨询与心理治疗往往被看成一回事。

心理咨询师是指运用心理学以及相关知识，遵循心理学原则，通过心理咨询的技术与方法，帮助求助者解除心理问题的专业人员。当一个人发现自己出现心理问题时，可以向心理咨询师求助，以得到专业的帮助。

心理咨询师在咨询过程中需要遵循以下几个原则：

（1）保密原则。为求助者保密是心理咨询师的最基本的职业要求，不论求助者说什么，心理咨询师都应该保密，除非得到求助者的许可，否则不会透露给其他任何人。

（2）中立性原则。心理咨询师应站在客观的立场上，不以道德观念来评判事情的对与错，求助者不用担心自己的一些不良行为会遭到嘲笑和指责。

（3）助人自助的原则。心理咨询师通常都不会简单地给予求助者具体方法上的指导，而是引导和帮助求助者自己找到问题所在，培养其独立解决问题的能力。

➡ 人为什么会出现心理问题？

心理问题产生的原因很复杂，多种因素决定着人们的心理卫生状况，既有遗传和生理性因素，又有心理、社会和环境因素。社会因素包括社会保护、生活水平、工作条件等。比如，暴力和持续存在的社会经济压力被看作是心理问题的危险因素。

（1）遗传因素：大量的研究结果表明，对于精神疾病，尤其是精神分裂症、躁狂症、抑郁症等，遗传是十分重要的原因。

（2）生理性因素：个体的身高、体重、身材比例和外表特征等，如果与正常人有着较大差距，可能导致其出现心理问题。

（3）心理因素：认知、情感、意志、能力、记忆、性格等都因人而异，个人的生活方式、追求、理想等也有所不同，在应对外界事件时心理活动自然有所差异，这也是心理问题产生的重要原因。

（4）社会和环境因素：人是社会性动物，每个人的心理都会受到家庭环境、教育环境和社会环境的影响。个体在适应这些外界环境的过程中，往往由于应激而导致心理异常。

➡ 心理问题会导致身体疾病吗？

人的心理问题对身体健康有重要影响，这一点我们的祖先早就已经有所揭示，如中医提出的"怒伤肝""喜伤心""忧伤脾"之说。现代医学也证实，人们在受到刺激产生心理变化的同时，生理也会有所变化。这也就是我们通常所说的应激。如果刺激过于强烈、持续时间过长，人体相关组织器官则可能出现病理性改变，最终可导致多种疾病的发生，即"心身疾病"。

➡ 心理疾病是否可以用药物治疗？

虽然一般的心理疾病可以通过心理咨询和心理治疗来处理，但并非所有的心理疾病都只能靠这种方式来处理。对于一些比较严重的心理疾病，往往服用精神药物才有较好的疗效。比如，抑郁症病人通常都需要服用抗抑郁药以减轻抑郁症状，焦虑症病人则可选择能够减轻焦虑、紧张、恐惧，稳定情绪并有镇静催眠作用的抗焦虑药等。但用于精神疾病的基础药物在初级卫生保健机构中的可得性明显较低（与传染病以及其他非传染性疾病的药物供应相比），而且因为缺少具有相应处方权的合格的卫生工作者，这些药物的使用受到限制；此外，也缺少治疗精神疾病的非药物方法以及经过培训可提供干预措施的人员。这些因素对照护精神障碍病人造成重大障碍。

目前全世界的卫生系统尚未对精神疾病负担做出充分反应，治疗需求与治疗提供之间的差距在世界各地都很大。在低收入和中等收入国家，76％～85％的严重精神障碍病人不能获得任何治疗，甚至在高收入国家也有 35％～50％的严重精神障碍病人不能获得治疗。发展中国家精神卫生工作者人数严重不足。低收入国家每 10 万人只有不到 2 名精神卫生工作者，而高收入国家每 10 万人中有 70 多名精神卫生工作者。全球每年用于精神卫生的支出不足 2 美元/人，在低收入国家则不足 0.25 美元/人。[①]

➡ 什么是神经症？

神经症又名神经官能症，是一组精神障碍的总称，包括神经衰弱、强迫症、焦虑症、恐惧症、躯体形式障碍等。神经症主要表现为持久的心理冲突，病人觉察到或体验到这种冲突，并因此而深感痛苦且妨碍其心理功能或社会功能，但

---

① 第六十六届世界卫生大会，《2013—2020 年精神卫生综合行动计划》。

没有任何可证实的器质性病理基础。也就是说，尽管神经症病人表现出精神和躯体方面的多种症状，但实际上身体并没有任何病变，起病通常与心理因素和社会因素有关。

神经症是现代社会的常见病，患病率较高。

➡ 个人心理健康应该怎样维护？

心理健康的维护是现代人必须掌握的知识，也是预防心理问题产生的最好办法。由于每个人所处的环境不同，遇到的问题也不同，自然没有万能的保持心理健康的方法，有的只是适用于大多数人的一般性原则。

（1）认识自我，悦纳自我。人最难认识的就是自己，自我认识错误往往是心理问题产生的重要原因。每个人都应当对自己的身体、能力、性格、态度、思想等方面有清晰的认识，树立正确而稳定的自我概念，客观评价和要求自己，了解并愉悦地接受自己的优点和缺点，既不给自己设定高不可攀的目标，也不因自己的不足而畏首畏尾。

（2）面对现实，适应环境。能否正确地面对现实和适应环境是心理正常与否的一个非常重要的客观标准。心理健康的人，能够坦然接受现实以及环境的变化，并能充分发挥自己的能力去改造环境以实现自己的主观意愿。心理有问题者则往往置客观规律而不顾，脱离现实或逃避现实，一味按照自己的想法行事，自然只落得怨天尤人或自怨自艾的下场。

（3）建立良好的人际关系。人是社会性动物，需要得到他人的关心、支持和重视。良好的人际关系能够消除孤独感，改变不良心境；同时，在关心和帮助他人的过程中也可以提高个体的自我成就感，从而保持心理的平衡和健康。

（4）努力工作，适当休闲。工作对于成年人的心理健康来讲有着不可替代的作用，因为工作不仅能使人保持与现实的紧密联系，把理想转化为行动，而且可以开发人的潜能，从而让人认识到自己存在的价值。由于现代社会生活节奏紧张，工作忙碌而压力巨大，人们还应当学会适当休闲来维护身心健康。

（5）寻求他人的帮助。一个人的能力总是有限的，当发现自己有心理问题，如情绪难以平静、无法客观地认识自我时，不妨与亲人和朋友多加沟通，取得他们的心理安慰和理解。必要的时候，应当寻求专业心理咨询师的帮助，而不要等到心理问题比较严重时才想到找人帮忙。

➡ 哪些行为可能是心理疾病的征兆？

我们要想知道自己或者他人是不是患了心理疾病，可以通过以下几个方面来观察和判断：

（1）工作、学习、思维等能力与以前相比明显下降。

（2）情绪恶劣，经常感到悲观、抑郁、焦虑、烦躁等。

（3）自卑，对人际交往感到恐惧，在社交场合有手足无措、脸红心跳之类的表现。

（4）经常感到躯体痛苦，如长期慢性疼痛、长期失眠、体力下降等症状，但到医院检查又发现不了原因。

（5）有反常的、自己控制不了的行为，如反复洗手、关门等。

（6）极度讨厌自己或厌恶他人，感觉人生失去意义，行为消极，经常感到无助。

　　以上症状如果持续 3 个月以上，并且已经明显影响到了正常的工作或生活，当事人就需要到专门的咨询和治疗机构去检查，看自己是否患了心理疾病。

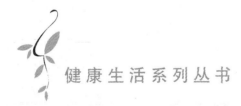

健康生活系列丛书

儿童心理卫生篇

儿童期是每个人的行为和品德形成、发展的关键期。一些儿童在发育过程中的各种心理、行为方面的暂时性适应不良，经适当的行为指导可以痊愈。本篇主要介绍儿童期在心理、生理和行为方面常出现的一些问题及应对方式。

➡ 儿童心理有什么特点？

　　儿童期是指个体从婴儿期到学龄期这一阶段，其年龄范围通常为1～12岁。这一阶段是人生发展变化较大、较快的时期。要促进儿童的心理健康发展，就必须了解儿童的心理特点。儿童的心理特点如下：

　　（1）好奇心强。儿童生来是好奇的，对周围的一切事物特别是新鲜事物很感兴趣，什么都要探个究竟。几个月大的婴儿，一听见声音就要转头去寻，一看见东西就要伸手拿。四五岁的儿童，好奇心越加强烈，凡事都爱"打破砂锅问到底"，甚至还会把玩具拆开。对于儿童的这种好奇心，父母要能够理解，不要因为儿童问题多而予以斥责，最好能够满足他的好奇心，认真地对他提出的问题给出答案。

　　（2）喜欢模仿。模仿是儿童的本性，在不到一岁大的时候，儿童就能模仿简单的声音和动作，到了两岁时则能模仿复杂的动作，模仿能力随着年龄的增加提高得很快。在这个时期，老师、父母和其他经常生活在一起的家庭成员的言行、性格及教育方式，对儿童性格的形成和发展有着重要的影响。由于儿童知识经验贫乏，辨别是非能力差，因而父母应当为其提供一个良好的环境，避免儿童习得一些不良的行为和习惯。

　　（3）情绪不稳。儿童的情绪波动较大，远不及成年人稳定，往往取得一点成绩就得意忘形，受了一点挫折又立刻灰心丧气。儿童在处理事情和与人交往时，一般都会表现出情绪化、控制能力差、常出现冲动行为等特点。当然，随着年龄的不断增加，儿童的情绪会变得越来越稳定。

（4）意志力差。儿童在两三岁时就出现了意志力的最初表现，能够为了某个较远的目标而有意抑制或延缓自己的行为，如为了吃零食而暂时听父母的话。但总的来说，儿童在进入小学以前，比较缺乏克服困难的能力和抗干扰能力，遇到困难时容易中止正在进行的活动。不过，对于自己非常感兴趣的活动，儿童还是能表现出一定的坚持性和自制力。进入小学中高年级后，儿童的意志力明显增强。

（5）思维发展存在阶段性。在不同年龄阶段，儿童的思维具有不同的特点。儿童在 3 岁以前，思维是通过实物及伴随着动作来实现的，称为动作思维。3 岁及以后，儿童的动作思维逐渐减少，形象思维得到加强，这时儿童已经能够借助物体形象或表象来思考。到了 6 岁左右，儿童的抽象思维开始萌芽和发展。父母应了解儿童的这一思维发展特点，以更好地对他们进行培养和教育。

➡ 儿童会产生心理问题吗？

儿童期是人的心理形成和发展的重要时期，遗传、家庭、社会环境、教育方法等方面的不良影响，都可能给儿童心理的正常发展带来危害，从而让儿童形成这一时期特有的不良行为习惯和心理疾病。约有一半的精神障碍开始于 14 岁之前，我们国家儿童心理问题的发生率较高，有心理问题的儿童占在校儿童的 10％左右。这些儿童虽然能够在校学习，但往往表现出品行欠佳、成绩过差等。他们长大以后，犯罪的比例较高，学业、工作成绩也相对较差。

儿童产生心理问题的原因主要有以下几点：

（1）家庭环境的不良影响。家庭越不和睦，儿童心理健康状况就越差。有研究结果表明，父母离异家庭的儿童由于缺乏父爱或母爱，往往容易产生消极情绪，不爱学习，敌视同学，并可能形成自卑、抑郁、性格古怪、急躁等反常心理。

（2）教育方法错误。对儿童溺爱迁就、百依百顺，会让儿童形成骄傲、自私、任性等不良性格。父母对子女要求过高，不分场合当面训斥、打骂，会使儿童的自尊心受到伤害，心理压力过大，最终形成抑郁、孤僻、退缩、逆反等不良心理。

（3）社会消极因素的影响。儿童年龄小、阅历浅、知识少，自主判断力不强，经不起外界的诱惑。社会上的一些不良风气容易腐蚀儿童的心灵，如有些儿童效仿某些成年人讲究吃喝玩乐，说大话、假话等。

➡ 什么是儿童焦虑症？

焦虑是儿童期较为常见的一种心理障碍，以女孩较为多见。患焦虑症的儿童感情脆弱，对外界环境的细微变化过于敏感，表现出烦躁不安、担心害怕、哭闹不停等，还常伴有睡眠障碍、食欲缺乏、尿频、气促、恶心、呕吐、多汗、头昏、乏力等症状。这类儿童往往夜间不敢单独睡，需要母亲的陪伴才能入睡。

根据儿童焦虑反应的表现，可将儿童焦虑症分为三种类型：①分离性焦虑，指儿童与依恋对象（如母亲）、家庭或其他熟悉环境分离时出现过分焦虑；②社交性焦虑，指儿童与陌生人接触时出现持续的过分退缩；③恐怖性焦虑，即总是提心吊胆，担心可能遇见有害的事物或情景。

除此之外，还可以把儿童焦虑症分为急性焦虑症和慢性焦虑症两种。急性焦虑症通常是在没有任何明显诱因的情况下突然发作，患儿在病情发作时表现出极度不安、恐惧和难受，并常伴有自主神经功能紊乱症状，如心跳加快、呼吸急促、头痛、心慌、胸闷、大汗淋漓、尿频等。慢性焦虑症的患儿症状不明显，通常表现为坐立不安、活动增多、注意范围缩小、学习成绩下降、情绪易激动、难与同伴相处等，并伴有易醒、爱做噩梦、梦呓等睡眠障碍。

引起儿童焦虑症的主要原因有：

（1）父母的影响。父母的心理健康状况和性格特征对儿童焦虑症产生的影响较大。一般来说，具有敏感、犹豫、多虑、缺乏自信等焦虑表现的父母，其子女更容易出现焦虑症状。

（2）家庭环境不良。如果家庭成员关系不和睦，如父母经常吵架或者打架，以及父母离异等，容易使儿童产生焦虑反应。一些灾难性事件，如亲人患有重大疾病或者死亡，也会让儿童焦虑。

（3）教育方法不当。有的家长对孩子过于苛求，管教过严，不考虑这些要求是否超过了孩子的心理承受能力，往往让孩子整天处于紧张状态，久而久之便导致焦虑。有的家长对孩子过于溺爱，在家中对其百依百顺，致使孩子独立性差、依赖性强，结果当孩子走出家门、离开父母时，不知如何面对社会和处理人际关系，在社会上或学校里碰到一些不顺心的事时往往容易产生过度焦虑反应。

（4）自我要求过高。有的儿童具有完美主义人格，责任心过强，对自己的期望非常高，希望自己各方面都很优秀，以得到父母和老师的赞扬，一旦达不到预期目标，就会在心理上形成较大的压力。这种过于紧张的心理状态也往往会引发焦虑。

➡ 怎样预防和应对儿童焦虑症？

当孩子出现轻微焦虑症状时，应当弄清楚产生焦虑反应的原因。若属客观原因，家长应尽量帮助其解决；若属主观原因，家长则应让孩子认识到这些原因与焦虑的关系，引导孩子从主观上努力克服焦虑反应。

当焦虑症状比较严重时，就需要到医院进行心理诊断和治疗，有的还可能需要配合药物治疗，如服用抗焦虑药物等。

最重要的是，家长要认识到儿童焦虑症的危害，积极做好预防工作。其具体措施如下：

（1）正确对待孩子的学业。不要让孩子的学习负担过重，不要把孩子的考分看得太重，不要单纯用成绩分数来评定孩子的好坏，保证孩子足够的睡眠时间和充分的娱乐时间。

（2）帮助孩子树立克服困难的信心，培养其坚强的意志和开朗的性格，针对儿童性格上存在的弱点和缺陷予以纠正。

（3）不要用严厉的惩罚手段教育孩子，避免过强的精神刺激，注意循循善诱，根据孩子的年龄、智能水平、心理状况安排他们做一些力所能及的事情。

（4）引导孩子多参加集体活动，帮助孩子建立良好的人际关系。

（5）保持夫妻关系和睦，少吵架，更不要大打出手，以免给孩子造成心灵上的伤害，争取为孩子创造一个轻松、和谐、愉快的生活环境。

➡ 什么是儿童多动症？

儿童多动症即儿童注意缺陷多动障碍，其主要特征是与同龄儿童相比，患儿具有明显的注意集中困难（注意持续时间短暂）和活动过度或冲动，常伴有学习困难或品行障碍。

儿童多动症发病较早，一般在6岁前发病，在3岁左右就很明显，通常会持续到学龄期。男孩发病多于女孩。儿童多动症的产生除了与遗传、生理性因素有关，还与社会、家庭、心理因素密切相关。不良的社会环境或家庭条件如贫困、住房拥挤、父母性格不良等，均可成为发病的诱因。

儿童多动症的具体表现有以下四个方面：

（1）活动过多。患儿在婴儿期就可表现出不安宁、过分哭闹、活动增多等现象。上学后更加突出，往往有不分场合的过多活动：如上课时小动作不停，或不停地敲打桌面，或在桌面和课本上乱涂乱画，甚至还离开座位在教室里走动；下课后则如脱缰的野马，不顾危险地攀高或与别人打闹；晚上睡觉时也不安稳，不断在床上来回翻动。

（2）注意涣散。这是患儿的一个突出而持久的特征表现，他们会因外界的细微干扰而分心，年龄越小，注意集中的时间越短。由于注意难以集中，因此做事常常有头无尾、丢三落四，不能专注于某一项活动。患儿常伴有学习困难，成绩低下，但智力正常或接近正常。

（3）冲动任性。患儿的自控力明显低于同龄儿童，做事通常不假思索，不顾后果，冲动行事。特别容易被激怒，爱发脾气，倔强，情绪不稳，常为一些小事而哭喊吵闹，对不愉快的刺激往往会做出过分的反应。有时甚至突然做出一些危险举动，有伤人或自伤的行为。

（4）动作笨拙。由于神经发育障碍而导致其在精细协调动作上显得较为笨拙，如翻掌、对指运动、系鞋带、解纽扣等都不灵便，可能有视-听转换困难、听觉综合困难、视-运动障碍、空间位置感觉障碍等神经系统问题。少数患儿还伴有言语发育迟滞、言语异常障碍。

有许多家长一见自己的孩子比别的孩子显得活跃一些、兴奋一些，或者是上课注意不集中时，便怀疑自己的孩子患了儿童多动症。其实儿童多动症与儿童好动不是一回事，二者之间有着非常明显的区别，具体区别如下：①多动症儿童的活动通常是杂乱的，没有目的性；而好动儿童的活动则是有目的、有序的。②多动症儿童是在各种活动中一贯地表现出多动、注意不集中、冲动任性等特点；而好动儿童一般只是在某一个活动或者某一个场合中有多动的表现。③多动症儿童始终都不能专注于某一项活动；而好动儿童在面对他们感兴趣的活动，如看动画片时，能安静很长时间。④多动症

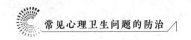

儿童的多动不分场合，一些举动难以为人们所理解；而好动儿童，即使特别淘气者，其举动也并不离奇，有其原因。

➡ 怎样预防和治疗儿童多动症？

（1）做好婚前检查，避免近亲结婚。婚前选择配偶时要注意对方是否有癫痫病、精神分裂症等疾病。

（2）加强母亲的孕期保健工作。孕期尽量不要患病或吃药，禁烟酒，避免早产、剖宫产及其他分娩障碍，防止生产时婴儿出现脑组织受伤，提倡自然分娩。

（3）注意儿童的饮食卫生。避免儿童食用含铅食品，如皮蛋、爆米花、铅质焊锡罐头食品等。防止儿童接触铅制品，如含铅的蜡烛、玩具等，尤其不能让他们将这类物品放入口中。

（4）部分患儿可以自愈，但如果任其自然发展的话，大部分患儿的这一症状都会延续到成年。父母应当及时发现孩子的这一问题，主动到医院求助。治疗多动症通常采用的药物有右苯丙胺、哌甲酯（利他林）、米拉脱林等，但这些药物有睡眠不好、食欲不佳等不良反应，父母应在医生的指导下帮助孩子用药。

（5）在治疗期间，父母和学校应当给患儿提供一个良好的学习和生活环境，要关心和帮助孩子，培养他们专心致志的能力，并给予适当的户外活动训练。

➡ 什么是儿童孤独症？

儿童孤独症又称儿童自闭症，是发生在儿童早期的全面发育障碍，起病于婴幼儿期（通常在3岁以内），男孩多见，以严重孤独、缺乏情感反应、语言发育障碍、刻板重复动作和对环境奇特的反应为主要特征。孤独症的发生可能与家庭环境、遗传、脑部疾病、母亲孕期生病用药等有关。这类疾病主要表现在以下几个方面：

（1）早期表现为不会对亲人微笑、没有亲近心理，如亲人要把他抱起时，他不会伸手做被抱的准备，也不会将身子贴近亲人。

（2）社交困难，特别孤独，与人缺乏交往，缺乏感情联系，即使对父母也毫不依恋，如同陌生人。但与陌生人相处时，也不感到畏缩。很少与小朋友一起玩耍，缺乏情感反应，常常说出一些不合时宜的话语或做出一些不合时宜的事情来。

（3）语言发育迟缓，对语言的理解表达能力低下，无法理解稍微复杂一点的句子，不会用手势表示"再见"等，不会理解和运用面部表情、动作、姿态及音调等与人交往。缺乏想象力和社会性模拟，不能像正常儿童一样去用玩具"做饭""开火车""造房子"。

（4）表现出仪式性行为和强迫行为，常常坚持重复刻板的游戏模式，如反复给玩具排队、总要玩弄自己的脚趾、对自己房间的任何变化都表示反对和不安等。

（5）可能有感知障碍，视、听、触等多种感觉迟钝或过敏，存在认知障碍，智力低下，抽象思维能力差。少数患儿可能伴有癫痫发作。

⇨ 怎样预防和治疗儿童孤独症？

（1）让儿童多吃蔬菜和水果，如胡萝卜、南瓜、菠菜、油菜、空心菜、香菜以及红黄色水果等，保证儿童吸收到足够的维生素 A。

（2）加强父母与孩子间的情感交流，给孩子创造一个良好的生活环境。父母应多与孩子接触、交流，多带孩子到儿童娱乐场所去活动；鼓励孩子和其他小朋友一起玩耍、交往，建立友谊。

（3）孤独症的主要治疗方法是教育训练。教会患儿有用的社会技能，如日常生活的自助能力、与人交往的方式和技巧、对公共设施的利用等。训练应讲究技巧和方法。如在进行语言训练时，应创造条件和情景，鼓励患儿尽量用言语与人交流；当患儿出现用词不当、词语颠倒等问题时，父母和老师一定要耐心倾听，不能表现出不耐烦、不在意，以免伤害其自尊心。关于具体的训练内容和技巧，父母应当向专业的医生求助，并在医生的指导下进行。

（4）根据医生的建议进行药物治疗。药物本身不能提高孩子的学习认知能力，也不能建立正常的行为，目前还达不到根治的效果，只能帮助儿童对环境更为适应。因此，药物应当作为一种辅助的治疗手段。

⇨ 什么是儿童强迫症？

强迫症是指以反复的、持久的强迫观念和（或）强迫行为为主要临床表现的神经症。病人明知不必要，但又无法摆脱，反复呈现出某种观念、情绪或行为。儿童强迫症是指以强迫症状为主要表现的童年和少年期神经症亚型。在儿童时期，强迫行为多于强迫观念，年龄越小这种倾向越明显，患儿智力大多正常。

儿童强迫症的具体表现多种多样，如反复数天花板上吊灯的数目，反复数图书上的人物，强迫计数自己走了多少步路，反复检查门窗是否关好，反复检查作业是否做对，反复检查衣服鞋袜是否放得整整齐齐等。如不让他重复这些动作，他就会感到焦虑不安，甚至发脾气。

儿童强迫症的发病年龄多数在 10～12 岁之间。引起儿童强迫症的原因有：①精神因素，这是强迫症的主要诱发因素，当患儿在生活中碰到重大变故如父母离异、亲人伤亡等精神刺激时，易出现强迫症状；②性格因素，这也是强迫症的诱因之一，因为患强迫症的儿童大多性格内向、胆小拘谨、优柔寡断、行动较古板；③家庭因素，比如父母性格内向，有洁癖、强迫行为时，儿童也可能会患上强迫症。

需要注意的是，有强迫行为并不等于患强迫症。强迫行为在小学高年级男生中较多见，其主要表现类似于强迫症，如反复计数、反复洗手等。正常儿童在其发育过程中强迫行为只是暂时性的，到一定阶段便会消失，因此不应把儿童这些强迫行为视为不正常。只有当这类呆板、机械的行为保持时间长而且严重地造成儿童适应不良时，才可考虑其患了强迫症。

儿童强迫症一般以心理治疗为主、药物治疗为辅。轻症患儿可以边治疗、边上学；较严重的患儿应暂时休学，待病情好转后才可继续上学。儿童强迫症治疗的效果通常较好，多数患儿经过治疗后在不长的时间内就能恢复正常。特别强调，家长和教师要同情和理解患儿，因为患儿的有些表现虽然涉及思想、道德、品行问题，但实际上是由强迫症引起的，不要将其与品行不端混为一谈。

➡ 什么是儿童恐惧症？

儿童恐惧症是指儿童对某种物体或环境的一种无理性的、不适当的恐惧感，一旦面对这种物体或环境时，他们就会产生一种极端的恐惧感，以致会千方百计地躲避这种物体或环境。几乎每个儿童在其心理发展的某个阶段都曾出现过恐惧反应，如害怕动物、死亡、昆虫、黑暗、学校等，但只有带有强烈和不必要的恐惧以及伴有回避行为者，才称得上患恐惧症。一般来说，当儿童对日常生活中的一般客观事物和情境产生过分的恐惧情绪，如出现回避、退缩行为持续1个月，并导致日常生活和社会功能受损时，才可以判断该儿童患了恐惧症。

儿童恐惧症的表现形式是多种多样的，按内容可分为以下几种。

（1）动物恐惧症：如怕猫、狗、蛇等动物，个别儿童甚至会害怕到精神失常的程度。

（2）社交恐惧症：如怕与父母分离，怕生人，怕当众讲话，怕拥挤，怕与异性接触，怕见老师，怕上学校，怕考试等。

（3）自身损伤恐惧症：如怕出血、怕鬼怪、怕生病、怕死等。

（4）对自然事物和现象恐惧：如怕黑、怕闪电、怕雷击、怕独居室内、怕登高等。

儿童恐惧症主要是受环境、教育等方面的因素影响而产生的，这其中又以父母的行为方式和教育方式不当为主。如对孩子溺爱、过于呵护，用吓唬、威胁的方法教育孩子，在孩子面前表现出对某一事物或现象的恐惧，对孩子要求过于严格等。

对恐惧症患儿的治疗，首先要了解引起儿童产生恐惧症的原因，然后有针对性地进行治疗。一般来说，心理治疗就能解决问题，但个别较为严重的患儿可能需要药物治疗。

➡ 什么是儿童学校恐惧症？

儿童学校恐惧症属于儿童恐惧症的一种亚型，是心理适应不良的表现，常见于学龄儿童，女孩较男孩多见，主要表现为对学校的恐惧，如强烈拒绝上学，长期旷课，对上学表现出明显的焦虑和恐惧，并常诉说自己有病，但到医院又查不出疾病所在，不过其在家时则可以正常学习，亦无其他不良行为的表现。

产生学校恐惧症的原因，可能与儿童对与学校有联系的事物的恐惧、学业上的失败、对学习厌倦、害怕与母亲分离等有关。

对儿童学校恐惧症的治疗，除了采用一般儿童恐惧症的治疗方法，还应从学校和家庭两方面着手。学校应当根据患儿在校学习的困难做出适当的改进，父母也可以考虑换班或转学以使患儿尽快建立自信心。在家里，父母则应当调整教养方式，改善家庭气氛，减少自身的个性特征、行为方式和情绪反应对患儿可能产生的不良影响。

➡ 什么是儿童品行障碍？

品行障碍表现为个体反复而持续地违反与其年龄相应的社会道德准则和规范，包括反社会、攻击性或对抗性行为等。这种持久的、严重的违纪行为，在年龄较大的儿童中很常见。具体表现为过分好斗或霸道、残忍地对待动物或他人、严重破坏财物、纵火、偷窃、反复说谎、逃学或离家出走、过分频繁地大发雷霆、对抗性挑衅行为、长期的严重违拗等。明确存在这些表现中的任何一项，均可视为品行障碍。儿童品行障碍的产生，与社会、家庭和生物学三方面的因素有关。

轻度品行障碍可以从以下三个方面识别：①经常逃学，擅自离家出走，不顾父母的禁令而常在外过夜。②与别人接触时显得踌躇、害羞、内向，突出表现为退缩、交往活动减少。③以自我为中心，经常说谎，对他人怀恨在心或心存报复，长期与父母或老师对抗，好发脾气等。

严重品行障碍主要有以下特征：①参与社会上一些不法团伙，故意损坏他人财产、公共财物，反复欺辱他人。②在家或在外面偷窃贵重物品或大量钱财，或参与勒索、抢劫他人钱财的活动。③故意伤害他人、故意纵火等。

对于患有品行障碍的儿童，除了需要进行心理治疗，还需要学校和家庭的教育帮助，其中家长和教师的模范作用至关重要。

➡ 什么是学习障碍？

学习障碍是学龄儿童较常见的问题之一，它是指智力正常、身体没有缺陷的儿童，无法像同龄人一样正常地完成阅读、书写、计算、拼写等学习活动。但这类儿童并非呆傻或愚笨，只是学习中的单一方面的能力低下，其他的功能则较为正常。因此，这类儿童常会出现某一门功课成绩好，而另一门功课成绩差的偏科现象。学习障碍在小学生中比较多见，且男孩多于女孩。引起儿童学习障碍的原因较多，归纳起来主要有生理性因素和环境因素两方面。

儿童学习障碍表现在以下几个方面。

（1）阅读障碍：指患儿的阅读能力大大低于其年龄和智商水平，不能正确辨认拼音和汉字，理解能力差，有时甚至上下、左右、高低、前后也分不清。

（2）计算障碍：指患儿加减乘除的运算能力差，完成数学作业困难。

（3）书写障碍：指儿童难以把看到的文字写下来，或者难以把想到的东西画出来。

需要说明的是，要判断儿童是否有学习障碍，首先要确认其学习成绩不好是由某种学习技能障碍引起的，而并非智力低下导致的，也就是说，这类儿童的智力发展应该是正常的。当儿童出现学习障碍时，家长和教师不要歧视，要给予更多的关爱、同情和帮助，并寻求心理咨询师的帮助，还要学会对患儿的每一点微小的进步都及时进行表扬和奖励。

⇒ 什么是儿童抽动症？

儿童抽动症是多发于儿童期的运动性或发声性肌肉痉挛，主要表现为不自主动作，影响部位及持续时间因人而异，最多见的是突然、短暂、重复、刻板的一群肌肉或数群肌肉的小抽动。其具体表现为眨眼、挤眉、龇牙、做怪相、耸肩、转颈、点头、转动躯体、甩动手臂等运动性抽动，也可表现为类似咳嗽声、清嗓声等发声性抽动。一般情绪紧张时症状加剧，精神集中时减少，睡眠时则会消失。

儿童抽动症多见于学龄前及学龄早期儿童，男孩多于女孩，严重影响儿童的身心健康。当家长发现自己的孩子出现抽动症状时，千万不可因此责备或惩罚他们，因为孩子的动作是不可控制的，并非有意所为。家长应当及早送患儿到医院进行心理治疗和药物治疗，以免症状加重。

⇒ 什么是智力障碍儿童？

智力障碍儿童就是在智力发展上显著落后于同龄儿童或在智力发展上有严重障碍的儿童。这类儿童往往需要到专门的学校接受特殊的教育。如果发现自己的孩子可能患智力障碍，父母应尽早带孩子到医院检查，以便及早诊断，并进行相应的治疗。一般来讲，智力障碍儿童有以下一些特征。

（1）言语和思维方面：表现为言语发育迟缓，表达能力差，思考与领悟迟钝，缺乏抽象概括能力。重度或极重度者言语能力丧失，几乎无思维能力。

（2）感知方面：表现为感知缓慢，知觉范围狭窄，很难发现物体形状、大小、颜色的微小差异。

（3）注意和记忆方面：表现为注意不集中，注意广度明显狭窄，记忆力差，识记速度慢和再现不准确。

（4）情感方面：表现为幼稚、不成熟、情感不稳定、缺乏自我控制、易冲动，以及胆小、孤僻、害羞、退缩等。

（5）运动和行为方面：表现为体形不匀称，运动不协调，灵活性差，或表现出过度活动，有破坏、攻击行为或其他不良行为等。

➡ 什么是儿童肥胖症？

儿童肥胖症是指儿童摄入的热能超过消耗的热能，引起体内脂肪积聚过多，体重超过标准体重20％的情况。这是一种现代社会常见的营养性疾病，严重影响着儿童的健康成长。开始的时候仅仅是体重超标，但如果体重一直增长下去，就会引发很多躯体疾病，并伴有心理上的障碍，如自卑、胆怯、孤独等。有些儿童看起来还不太胖，但体重严重超过标准体重时，也要引起注意。

造成儿童肥胖症的原因有很多，如运动过少，有吃甜食、零食的习惯等。要预防儿童肥胖症，父母应当在保证营养平衡的基础上，适当控制儿童饮食，提高儿童的自控能力，让其少吃含脂肪和糖多的食物，如动物油、油炸食品、糖果、甜食等，并增加儿童每天的运动时间和运动量。

当儿童出现肥胖症时，不要使用禁食、饥饿、半饥饿或变相饥饿疗法来快速减肥，也不宜使用减肥药和减肥食品以及手术治疗，最好是在医生的指导下进行以运动为主、控制饮食为辅的治疗。

➡ 什么是儿童抑郁症？

儿童抑郁症是一种发生在儿童时期的以持续的心境不愉快、抑郁情绪为主要特征的心理疾病。它的发生跟儿童的性格、家长的影响以及一些灾难性事件（如亲人去世）有关，此外，还与生物学上的因素有关。

儿童抑郁症主要表现在以下几个方面：

（1）不愿与他人交往，孤独、离群，对任何事物都无兴趣。

（2）经常自我责备和贬低，认为自己很笨、很差，同时又很敏感。

（3）对学习不感兴趣，缺乏热情，成绩下降，思维迟钝。

（4）有的患儿会变得固执，烦躁不安，易发脾气，喜怒无常，爱挑衅，有破坏行为和攻击行为。

（5）患儿通常还有各种躯体症状，如头痛、腹痛、失眠、食欲不好等。

当发现儿童有抑郁症状后，家长应多关心、安慰孩子，给孩子以情感上的理解和支持，并及时带孩子到医院诊断、治疗，在医生的指导下接受心理治疗或服用抗抑郁药物。

➡ 什么是儿童睡眠障碍？

不管是什么原因引起的睡眠时间减少、睡眠质量下降等问题，都称为睡眠障碍。儿童期常见的睡眠障碍有入睡困难和睡眠不安、夜惊、梦魇、梦游等。入睡困难表现为儿童经常在该睡觉时不愿上床睡觉，或者即使躺在床上也不容易入睡，在床上不停地翻动，或者反复地要求父母给他讲故事，直到很晚才能勉强入睡。

引起儿童睡眠障碍的原因有很多，如大脑中枢神经系统发育不完善及功能失调，身体有病、疼痛或不舒服，以及受到过度惊吓、重大刺激等。当儿童出现睡眠障碍时，家长应仔细查看是不是由焦虑、恐惧等心理问题所引起，如果是，则应有针对性地给予安慰和鼓励，并合理安排儿童的作息时间，培养儿童良好的睡眠习惯。当儿童做错事后也不能用威胁、恐吓的语言甚至是体罚来惩罚儿童。如果不是心理问题引起的，或者病情比较严重，应到医院诊断、治疗。

➡ 什么是性早熟？

性早熟是指在性发育年龄以前出现了第二性征，即阴毛、腋毛出现，身高、体重迅速增长，外生殖器发育等。目前一般认为，女孩在 8 岁前第二性征发育或 10 岁前月经来潮，男孩在 10 岁前开始性发育，即可诊断为性早熟。

性早熟会给儿童带来不良影响：一方面在智力和性心理尚未成熟之时，性早熟的儿童易产生社会问题；另一方面则是在第二性征提早出现的同时，往往伴随有骨骼生长的加速，所以性早熟的儿童虽然暂时看起来比同龄人长得快和长得高，但由于骨骺提前闭合，最终可能比正常人矮小。

当家长发现女孩未到青春发育年龄即出现乳房提前增大、身高增长加速，以及男孩提前出现睾丸和阴茎增大、身高增长加速时，应及时到医院诊治，以免错过最佳治疗时机。

➡ 家长应如何做好儿童的心理卫生工作?

家长应当根据儿童的不同年龄阶段，按照其心理发展规律和心理特征，提供一个良好的家庭和社会环境，以培养儿童健康的心理和健全的人格。具体地说，要做好以下几个方面的工作：

（1）建立温馨和睦的家庭，让孩子感到家庭的温暖，拥有愉快的心情与开朗的性格，并愿意将自己思想、感情的变化告诉家长。如果父母不和，经常吵架甚至分居或离婚，很少与孩子进行情感交流，就会使孩子感受不到家庭的温暖，进而会让孩子变得情感淡漠、精神紧张、性格怪异，并出现一些不良行为。

（2）尊重儿童的自尊心，正确地表扬和批评。儿童有进步时，应及时予以肯定和表扬，增强其上进的信心。家长和老师不应把儿童单纯地看成不懂事的孩子，要学会尊重他们。当孩子犯了错误时，要耐心地进行教育，不能一味地指责和训斥，更不要随意打骂。在现实生活中我们不难发现，如果父母不注意给孩子留"面子"，经常在孩子的同伴或他人面前责骂孩子，往往会激起孩子的敌对和紧张情绪，并让孩子形成自卑、报复等不健康的心理。

（3）以身作则，为儿童树立良好的榜样。儿童期是孩子个性形成、发展的关键时期。在此期间，孩子的心理不稳定，其模仿性强、辨别是非能力差，具有很大的可塑性，榜样的作用对他们的影响很大。家长、老师、同伴及周围其他人的言行对儿童人格的形成和行为方式的养成都有着潜移默化的作用，儿童的说谎等不良行为往往都是从父母处习得的。因此，父母应当以身作则，严于律己，为儿童树立良好的榜样。

（4）为儿童创造良好的生活环境，安排好儿童的生活和作息。儿童的心理问题和不良行为，很多都是由生活环境不好造成的。父母要想方设法为孩子创造一个轻松愉快、丰富多彩的生活环境，指导儿童按时起床、吃饭、学习、游戏、睡觉，让儿童能够劳逸结合，使他们的身心得以愉快、健康地发展。

（5）学会科学的教育方法，培养儿童健全的人格。父母的教养方式不当、教育方法不正确，不利于儿童心理的健康发展。对孩子娇生惯养、百依百顺，会让孩子变得自私任性、骄横跋扈，遇见困难就退缩，形成自大、好高骛远等不良心理特征。对孩子要求过高，动辄训斥打骂，会严重伤害孩子的自尊心，让孩子出现自卑、焦虑等不良心理。身为父母，应当多看书、多学习，用科学的方法教育孩子。

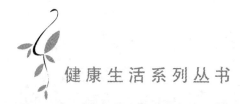

健康生活系列丛书

常见心理卫生问题的防治

青少年心理卫生篇

　　在青春期到来时，青少年在躯体和心理方面快速发展，表现为身体急剧地生长和变化，肌肉、骨骼等组织快速发育，生殖系统逐渐成熟，第二性征逐渐显露。随着身体的发育，青少年必须适应发展中的新自我，同时还必须适应别人对自己新形象所表现出的反应。但由于身心方面不一定能平衡发展，由此可能会产生一系列的成长困惑。

➡ 青少年期心理有哪些特点？

青少年期是一个人从儿童到成年，逐步走向成熟的中间阶段。人在青少年期的生理变化和环境的影响下，心理发展上会产生许多不同的特点。青少年期的主要心理特点如下：

（1）智力发展显著。由于大脑功能不断增强，社会实践活动不断增多，青少年的认知能力得到了长足发展。这个时期，青少年的逻辑抽象思维能力逐步占据主导地位，能够通过分析、综合、抽象、概括、推理、判断来反映事物的关系和内在联系，思维的独立性、批判性、创造性都有了显著的提升。青少年爱用批判的眼光来看待周围的事物和世界，喜欢质疑和争论，但毕竟人生经验不足，因此常常对人生感到苦恼、迷茫、沮丧和不安。

（2）自我意识趋于成熟。进入青少年期后，随着知识的积累、智力的发展，基于独立生活的客观要求，青少年的自我意识日渐成熟。他们开始学会对自己的内心世界和个性品质进行关注和评价，并以此来支配和调节自己的言行。不过，他们的自我意识还不够稳定，有时会过分夸大自己的能力，自我评价过高，一旦遇到暂时的挫折和失败，又往往变得灰心丧气、萎靡不振。他们对他人给予的评价非常敏感和关注，很容易因为他人的评价而动摇自我评价。

（3）性意识开始觉醒。进入青春期的青少年，随着性生理功能的成熟，其性意识也开始觉醒。具体表现在对性知识的渴求、对自我形象的关注、对异性的爱慕、对爱情的向往、出现性幻想与欲望、产生性冲动与自慰行为等方面。尽管这些性心理活动的表现是青少年走向成熟的必然，但由于社会文化中不良因素的影响，以及家庭和学校的性教育缺乏，青少年往往无法用正确的态度来面对自己的正常身心变化，从而出现心理障碍。

（4）情感的矛盾性。青少年的情感非常丰富，表现出非常明显的矛盾性。①独立性和依赖性的矛盾，即在生活上不愿被父母过多地照顾和干预，也不愿意听从父母的意见，但由于生活经验的不足以及经济上的不独立，又不得不依赖父母；②成人感与幼稚感的矛盾，即在心理上渴望别人把他看作大人，但实际上因为年龄小和不成熟，思想和行为的盲目性较大，又带有明显的幼稚性；③开放性与封闭性的矛盾，即一方面渴求得到他人的理解，另一方面又害怕自己内心的秘密被知晓；④自制性和冲动性的矛盾，即青少年希望自己善于控制和支配自己的情绪，又往往难以做到这一点，有时甚至会鲁莽行事。

（5）意志力有所增强。青少年在遇到困难时，不像儿童那样轻易求助于他人，往往喜欢独立思考，克服困难，表现出良好的主动性和坚持性。在面对生活中的矛盾时，青少年能按照自己的观点、原则和经验较为迅速地辨明是非，做出决定，行动有一定的果断性。

➡ 青少年常见的心理问题有哪些？

青少年可能出现的心理问题有很多，如学习困难、考试焦虑、情绪不稳定、缺乏自信、意志薄弱、心理承受能力差等。这些问题大致可以分为以下几类：

（1）学习类问题。这是当前青少年心理问题的主要部分。尽管国家提倡和推行素质教育，但应试教育依然普遍存在。青少年学习的压力非常大，容易出现精神萎靡不振，从而导致食欲缺乏、失眠、神经衰弱、记忆力下降、思维迟缓等多种症状。由于考试的重要性，青少年往往会出现考试焦虑情绪。考试焦虑严重的青少年，常常在考前坐立不安、心神不定。如果这种情况长期得不到缓解，可能会导致青少年形成胆怯、紧张、不安的心理特征。

（2）人际关系类问题。青少年的人际关系主要包括亲子关系、师生关系及同学关系。这些关系处理不当会引起青少年的不良心理反应。有些青少年与父母的沟通交流较为困难，部分人会压抑情绪，甚至产生强烈的叛逆心理。如果教师对青少年缺乏理解、耐心与爱心，不能以热情的态度给予指导和帮助，反而横加指责，随意贬低学生的价值，那么青少年的心理就会受到严重的伤害。青少年都希望在同学中有被接纳的归属感，寻求同学、朋友的理解与信任。如果同学关系不融洽，甚至关系紧张，他们就会感到孤独。

（3）情绪类问题。青少年心理发育不成熟，所以他们的情绪存在着不稳定性。具体表现为心情时好时坏，对老师时而亲近时而疏远，对同学忽冷忽热，对父母有时亲热有时冷淡等。

（4）人格障碍类问题。人格是人心理特征的总和，它反映了一个人的心理本质，也是各种精神症状产生的基础。人格障碍是较为严重的心理问题，它以人格结构与人格特征偏离正常人为主要特点。人格障碍的主要表现有缺乏自立性、没有主见、遇到事情手足无措，以及内向、孤僻、胆怯、不爱与人交往、应变能力较差、社会适应能力不强等。

（5）青春期性心理问题。随着青春期的到来，生理变化让青少年对自身性发育产生了神秘感和探索心理，性意识也初步觉醒。但社会伦理道德的约束和对性教育的神秘化，常导致青少年产生性心理冲突。

➡ 什么是社交恐惧症？

社交恐惧症是一种对任何社交或公开场合都感到强烈恐惧或忧虑的心理疾病。恐惧对象主要为社交场合和人际接触等，如害怕见人、怕与人对视等。病人对于在陌生人面前或可能被别人仔细观察的社交及表演场合，都有一种显著且持久的恐惧，害怕自己的行为或紧张的表现引起羞辱或难堪。患病者以青少年居多。病人对所恐惧的环境一般采取回避行为，即使坚持下来也十分痛苦，经常会出现焦虑、多汗、面红耳赤等症状。社交恐惧症可以分成两种：一种是一般社交恐惧症，病人在任何地方和情境中都会害怕自己成为别人注意的中心，感到异常恐惧；另一种是特殊社交恐惧症，病人只对某些特殊的情境或场合感到特别恐惧，如害怕当众发言等。

青少年的社交恐惧症是后天形成的，由于他们对自身的评价非常敏感，因而在人际交往过程中屡遭挫折和失败时，很容易产生不愉快的情绪，进而给自己带来痛苦的体验。这种体验伴随着紧张、不安、焦急、忧虑、恐惧等负性情绪，而且会在以后遇到类似情境时自动浮现出来，这就形成了社交恐惧症。此外，如果青少年经常看到别人或听到别人在某些情境中遭受挫折、被讥笑和拒绝，自己就会感同身受，体验到痛苦、羞耻、害怕，出现紧张不安和焦虑、恐惧等情绪。

社交恐惧症是严重影响病人生活和工作的一种心理障碍，一般人能够轻而易举办到的事，社交恐惧症病人却望而生畏，这就给他们的生活和工作带来了极大的不便。但只要积极治疗，社交恐惧症还是容易治愈的。其具体措施如下：

（1）正确认识自己，避免盲目自卑和自大，不必对自己过于苛求，要求自己在他人面前处处得体。

（2）患社交恐惧症的人多数比较内向，因此病人应当注意改变自己的性格，多参加集体活动，尝试主动与同伴和陌生人交往，慢慢地使自己变成一个开朗、乐观、豁达的人。

（3）感到恐惧时，可以强迫自己做数次深而有节奏的呼吸，这很容易使紧张心情得以缓解。

（4）当社交恐惧症干扰到了正常生活，而自己又无法解决时，应寻求心理医生的帮助。

➡ 青少年应怎样处理嫉妒心理？

嫉妒是一种对他人的优越地位感到不愉快的情感，通常伴随着不悦、怨恨、恼怒甚至带有破坏性的负性情绪。青少年由于心理发育不完全成熟，因此置身于充满竞争的学校或社会环境时，往往看到别人的长处和自己的不足，于是便产生了嫉妒心理。嫉妒心理强的青少年，一般自己无力或不愿改变现状，却对嫉妒对象表示不满、愤恨。一般而言，学业优秀、人际交往能力强，以及容貌出众的同龄人，容易成为青少年的嫉妒对象。

嫉妒心理具有很大的危害性，能够让人心生不满，对他人充满怨恨和敌意，并对嫉妒对象做出造谣、诬陷、拆台等不良行为。严重者甚至希望置别人于死地而后快，从而导致伤人、杀人等极端行为的出现。因此，青少年应学会理智地处理嫉妒心理，正确对待他人的长处。

（1）树立远大的人生理想，努力追求自身的人生价值。一个埋头于追求自身事业的人，眼睛是不会长时间地放在他人身上的。只有胸无大志、无所事事的人，才会有时间去挑别人的刺，自己不思进取却阻碍他人前进。让自己忙于学业，找到自己的兴趣和爱好，是青少年克服嫉妒心理的有效手段。

（2）要有广阔的胸怀，学会宽容。"尺有所短，寸有所长。"不要怕别人超过自己，不要做别人的拦路石。人生是一个大舞台，每个人都有自己适合的角色。不要羡慕他人的成就，重要的是找准自己的位置。

（3）每个人都有自己的优势和长处，不要只看到自己的缺点，要理解"金无足赤，人无完人"的道理，把自己看得平常一些，就不会因为别人超过自己而心生嫉妒。学会全面而客观地评价自己，既看到自己的长处，又要正视自己的短处，真正做到扬长避短。

（4）正确评价他人。他人的成绩和进步，往往是辛勤努力而得来的，自己应当从中吸取经验。如果希望自己比他人强，那就要奋起直追，用实际行动去证明自己的能力，而非嫉妒和贬低别人，抬高自己。

（5）克服性格弱点。一般来说，虚荣心强、好出风头的人容易产生嫉妒心理，狭隘自私、敏感多疑的人也容易产生嫉妒心理，而存在软弱、依赖、偏激、傲慢等性格缺陷的人，也容易产生嫉妒心理。

青少年应当加强自身修养，克服性格弱点，做一个豁达开朗的人。

➡ 为什么青少年容易产生自卑心理？

自卑是指一个人习惯于对自己的能力、品质等方面做出偏低的评价，总觉得自己不如他人，常常悲观失望、丧失信心等。青少年之所以容易产生自卑心理，是因为随着身体的不断发育和自我意识的增强，他们往往时刻关注着自身的变化，这时如果男性觉得自己不够高大，或者女性发现自己不够美丽，就容易对自己失去信心，产生自卑心理。此外，如果青少年的成绩较差、表达能力不强，也会产生自卑心理。要想避免青少年产生自卑心理，父母和老师应该善于发现他们的优点和进步，不失时机地给予肯定和表扬，不要总盯着他们的缺点，不要一味地贬低和指责他们，而要让青少年明白"只有付出，才会有收获"的道理。

作为一种消极的心理状态，自卑容易引发一些不良情绪体验，并影响到青少年的身心健康和正常发育，阻碍青少年人格的健全发展。因此，青少年应当学会克服自卑心理。其具体方法如下：

（1）正确认识自我和他人。"金无足赤，人无完人"，每个人都有自己的优缺点。青少年应当学会全面、客观、辩证地看待自己和他人，既不为自己的长处沾沾自喜，也不为自己的短处郁郁寡欢。在看到他人的缺点时，也不要忽略了他人的优点。不必追求完美无缺，要学会充分地挖掘和发展自己的优势，以补偿自己的不足。按照这种方式思考，有助于克服自卑心理。

（2）坦然面对失败。在漫长的人生道路上，一帆风顺是绝对不可能的，挫折和失败每个人都会遇到。青少年往往容易因为失败而产生强烈的挫折感，并形成自卑心理。如果青少年能坦然面对失败，理解"失败乃成功之母"的道理，保持平常的心态，那么失败不仅不会转化为自卑，还会促使青少年上进。

（3）改进归因方式。归因是指根据他人或自己的行为和结果，指出其性质和原因的过程。自卑心理强的人与自信的人的归因方式是不一样的。自卑心理强的人习惯于把问题和结果归结为客观的、难以改变的原因，如学习成绩不佳时，他们会简单地认为这是因为自己天赋不高、头脑不够聪明。相反，一个自信的人，在面对同样的问题时，则会从学习态度、努力程度、学习方法等主观方面找原因。

（4）增强自信。自卑是由多次的失败累积而成的，自信可以通过一次次的成功来增强。有自卑心理的青少年，不妨先做一些力所能及的事情，每一次成功都是对自信心的强化，这样便逐渐地用自信心取代了自卑感。需要注意的是，自信心的恢复需要一个过程，所以青少年不要操之过急，要循序渐进地提高自己的自信心。

➡ 怎样防止和纠正青少年的逆反心理？

逆反心理是指一个人为了维护自尊，而对他人的要求采取相反的态度和言行的一种心理状态。这种心理在青少年中比较常见。例如，我们常常发现有的青少年总是"不受教""不听话"，常与老师或家长"顶牛""对着干"。青少年的逆反心理很强，这是因为他们正处于一个独立意识和自我意识急剧发展的阶段，往往以成人自居，不希望父母像过去那样把自己当成小孩看待。为了表现自己的"成熟"，以及让别人意识到他们的存在，青少年对任何事物都倾向于持批判的态度。此外，父母和老师的教育手段和教育方法不适当，也会导致青少年产生逆反心理。

逆反心理如果不能得到纠正并不断增强的话，可能会导致青少年形成对人对事多疑、偏执、冷漠、不合群的不良性格，并出现意志消退、学习被动、生活悲观等问题，严重者甚至会向犯罪心理或病态心理转化。因此，必须找出有效的方法来防止和纠正青少年的逆反心理。其具体做法如下：

（1）父母和老师应当认识到青少年出现逆反心理是一种正常的现象，要能够泰然处之，不要为青少年的"不听话"而大发脾气，要仔细分析青少年产生逆反心理的原因，运用科学的方法对他们的逆反心理进行矫正和教育。

（2）父母和老师有必要改变观念，不要再用老一套的方法来教育子女和学生。注意多正面教育和引导，反对以简单、压制和粗暴的方式对待青少年。要根据新时代青少年的心理特点，尝试理解和满足青少年的心理需求，赢得他们的信任。有了信任作为基础，才可能帮助青少年克服逆反心理。

（3）不要把青少年局限在学校这个小天地里，让他们多参加社会活动，帮助他们更深刻地理解周围世界和自己，在实践中学会自我教育。也只有在实践中，青少年才会进一步认识自己、反思自己，主动地完善自己，逆反心理也便在不知不觉中被纠正。

➡ 什么是青春期焦虑症？

焦虑症病人常伴有运动性不安和躯体不适感。

青春期是焦虑症的易发期，因为这个时期身体的发育加快，身心变化处于一个转折点。随着第二性征的出现，青少年往往由于好奇和不理解，容易产生恐惧、紧张、羞涩、孤独、自卑和烦恼，还可能伴有头晕、头痛、失眠、多梦、眩晕、乏力、口干、厌食、心慌、气促、神经过敏、情绪不稳、体重下降和焦虑不安等症状。

青春期焦虑症可严重危害青少年的身心健康，如果长期处于焦虑状态，还会诱发神经衰弱，因此必须及时治疗。一般以心理治疗为主，再配合一定的药物治疗即可。

➡ 青少年为什么总会感到孤独？

由于自我意识的发展和独立意识的增强，青少年个人隐私的范围逐渐扩大，往往担心自己的某些方面会被人耻笑，于是便在心中构筑起一道篱墙，锁闭自己的内心，进而产生了一种与世隔绝、孤单寂寞的情绪体验。

持续的孤独感可能会让青少年产生挫折感、寂寞感和狂躁感等不良情绪，严重者甚至会出现厌世、轻生等问题。

因此，青少年应当努力打破心理闭锁，消除孤独感。其具体的做法很简单，如主动亲近和关心别人，多交知心朋友，培养广泛的兴趣、爱好等。父母和老师则应对青少年多一些理解、体贴和帮助，让他们能够敞开心扉与自己和他人交流。

➡ 怎样预防和治疗神经衰弱？

神经衰弱是由于大脑长期过度紧张而造成大脑的兴奋与抑制功能失调，以脑和躯体功能衰弱为特征，多发生在青少年求学与就业时期。其具体表现为精神易兴奋，但易疲劳，以及紧张、烦恼、易激惹，还有肌肉紧张性疼痛、睡眠障碍等。神经衰弱的产生有生理上的原因，如高级神经活动类型属于弱型和中间型的人易患此症；也有社会心理因素上的原因，如长期心理冲突和精神创伤就是该症发生的重要诱因之一。

我们可以从以下几个方面判断一个人是否患有神经衰弱：①大脑易疲劳，常无精打采，注意不集中或不能持久，记忆力差，学习和工作效率显著下降；②常感到烦恼，精神紧张而不能松弛，易激动，遇到问题时总觉得困难重重、难以应付；③回忆和联想增多，且控制不住，同时伴有不愉快的感觉；④出现肌肉紧张性疼痛，如紧张性头痛、肢体肌肉酸痛等；⑤有睡眠障碍，如入睡困难、多梦；⑥伴有头晕、眼花、耳鸣、心慌、胸闷、腹胀、消化不良、尿频、多汗、男性勃起功能障碍（阳痿）、早泄或女性月经紊乱等症状。

神经衰弱应以预防为主，加强体育锻炼，有规律地生活，保证良好的睡眠，合理饮食，培养豁达开朗的性格，有助于减少患上神经衰弱的可能性。治疗神经衰弱的方法很多，但神经衰弱一般很难在短期内治愈。常用的方法有药物治疗、心理治疗、中医治疗等。具体选择何种方法，应征求医生的意见。需要注意的是，当在医生的指导下选择了某种合适的方法后，不宜随意改动，不要听说有其他更好的疗法就放弃已取得一定疗效的方法。而且，症状明显减轻后，仍需要做一定的巩固性治疗。

➡ 什么是考试焦虑症？

考试焦虑症是由考试所引起的生理或心理上的紧张。生理上的紧张有心脏搏动加速、呼吸急促、头脑一片混乱或空白等，心理上的紧张则大多为担心考试时自己有一大堆题目不会做、考坏了被父母责骂等。大多数人在面临重要的或者关键的考试时，总会产生一定程度的考试焦虑，这是很正常的。但当这种焦虑十分严重，使人出现注意分散、记忆受干扰、思维受阻时，就十分有害了。

要预防考试焦虑症的出现，青少年应当保持乐观、轻松的积极情绪，培养自信心，坚持良好的作息规律，并应用自我暗示和自我放松等方法减轻考试压力。已经出现了考试焦虑症的青少年，则需要咨询心理医生，重者还须服用一些抗焦虑药物。

➡ 如果中学生出现考试焦虑症，有哪些心理调节手段？

针对考试焦虑症常用三种心理调节手段，对考试感到焦虑的中学生可以依据自己的情况，选择其中一种或几种自行调节，也可以寻求心理医生的指导与帮助。

1. 自信训练

考试焦虑症的产生往往与消极的自我暗示有关。一想到考试，有考试焦虑症的学生首先想到的往往是："我肯定考不好。要是考砸了怎么办？"而且这种思维还有扩大化的倾向："我要是考砸了，父母一定会很失望的。""我要是考砸了，老师一定会批评我。"这些想法导致焦虑水平上升，影响考场上的正常发挥，而考试成绩不理想又会强化这些想法，下次考试时，焦虑更重，对成绩的影响更大，造成恶性循环，难以纠正。要想打破这种恶性循环，就要树立正确的自我意识，增强应试信心，具体做法是：

（1）学会觉察个人消极的自我意识。当消极想法出现时，要及时抓住它。想做到这一点并不容易，需要平时勤加练习。

（2）向消极的自我意识挑战。捕捉到消极的想法后，要用现实的积极的想法加以对抗。比如，你可以问问自己：如果不受到考试焦虑的影响，可以发挥正常水平的话，考不好的概率是多少？

（3）养成向消极的自我意识挑战的习惯。如果消极的自我意识已经存在很久了，要想彻底改变，需要反复应用对抗手段，才可以让积极的自我意识最终战胜消极的自我意识。所以，在平时反复练习对抗技巧，才能够得心应手地运用。

2. 放松训练

放松训练针对的是焦虑时产生的躯体紧张状态，通过全身肌肉的放松，达到放松精神的目的。放松训练的基本要点：依次先收紧再放松全身各部位肌肉，体会放松的感觉，每日坚持练习，最后做到可以随心所欲，随时放松。这样，考试感到紧张时，可以立刻进行放松训练，达到全身放松的目的。

3. 系统脱敏

系统脱敏是治疗焦虑症的一种常用行为疗法。应用时，先将自己焦虑的场景根据导致焦虑水平的高低，从低到高进行排列。然后想象自己正处于焦虑水平最低的那种场景，当焦虑产生时，应用放松训练加以对抗，反复练习，直到想象这一场景时完全不紧张，即可进行下一场景的想象和放松。

➡️ **什么是厌学症？**

由于应试教育的压力大，青少年产生厌学情绪是正常的。但厌学症与一般的厌学情绪不同，其主要特征是对学习毫无兴趣，视学习为负担，把学习作为一件痛苦的事情，不能从事正常的学习活动，经常逃学或旷课，严重者导致辍学。厌学症出现的原因很多，如家长期望过高、教育方法不当、教师态度生硬、社会不良风气的影响、自身自制力较差、学习目的不明确、对学习无兴趣等。

厌学症的预防和治疗，一方面要靠外部教育环境的改善，另一方面则需要青少年自身的调节。青少年应当认识到学习的意义，对学习上的失败进行正确的归因，并扬长避短，找到自信，不受社会不良风气的影响。

➡ 青少年常见的性心理问题有哪些？

（1）手淫。青少年由于性意识的觉醒导致性冲动产生，为了获取性冲动的满足，通常采用手淫行为（又称自慰）。适当的手淫本身并不对青少年的身体产生危害，它的负面影响主要体现在心理上。一些青少年对性知识了解太少，对手淫持负面态度，认为这是一种不道德、见不得人的下流行为，对身体有危害，于是背上沉重的思想包袱。因此，长期的手淫往往会造成这部分青少年心理的自我挫伤，如感到懊悔、惶恐、羞耻和罪恶感，并承受着巨大的心理压力。若不能及时调整，最终可能会出现神经衰弱。所以，只要青少年正确地了解性知识，认识到手淫产生的根源，对于已有的手淫行为保持正常的态度，多参加丰富的集体活动，把注意集中到学习上去，手淫不会造成太大的问题。当然，个别手淫特别严重并影响了躯体健康或日常生活和学习的青少年，应当求助专业医生。

（2）遗精恐怖或初潮焦虑。男孩首次遗精和少女月经初潮，会让不少缺乏性知识的青少年感到恐惧和焦虑。如果不能理解这种正常的生理现象，这些青少年的紧张心理就得不到缓解，久而久之便会出现神经衰弱症状，如头痛、失眠、记忆力下降、无力等，并给他们带来巨大的心理压力。一般来说，通过学校的性教育，以及通过阅读相关的书籍，了解到月经和遗精的原因后，他们的惊恐、疑虑很快便会消失。因此，学校和家庭都应当根据青少年的生理变化特征，及时给他们提供适当的性教育。

（3）体像烦恼。体像是指一个人对身体的主观感受，包括对自己身体的知觉、想象、情感与物理性质的感知等。儿童很少注意自己的体像，但是处于青春期的青少年，则会异常地关注体像的变化，并根据自己的审美观对身体做出评价。如果这种评价是负面的，如认为自己身体不高、乳房发育不良、阴茎比同伴小等，就会产生失望、焦虑等情绪，这就是体像烦恼。为了所谓的美观，有的青少年会采用损害自己健康的行为，如有的少女嫌自己过"胖"而拼命节食，以至于影响了身体的正常发育。所以，当青少年产生体像烦恼时，不妨先到医院咨询一下自己的情况是否真的非常严重，切忌自行采取一些有损健康的"爱美之举"。当然，最重要的还是要学会接受自己的生理特征，把注意转移到学习上去。

（4）过早性行为。青少年的过早性行为对他们的身心发展具有很大的危害，因为青少年在心理上尚未成熟，没有能力承担性行为可能带来的责任和义务，所以过早性行为往往使他们紧张、忧虑，产生较大的情绪波动和沉重的精神负担。而且，过早性行为不仅有感染艾滋病和其他性传播疾病的风险，还会影响到成年后对配偶的选择，给婚后的家庭生活带来阴影。最重要的是，过早性行为严重影响了少女的身心健康。由于少女身体发育还不完全成熟，性生活可能造成子宫内膜炎、急性输卵管炎、盆腔炎等一系列妇科病；如果意外怀孕，则易引发贫血、难产、感染、大出血等并发症。这些身体病症的产生，很容易让少女形成自卑心理，丧失对未来生活的理想和信念，以及出现心理紧张、失眠等神经症。因此，学校和家庭必须加强青少年的性教育，避免他们发生过早性行为。

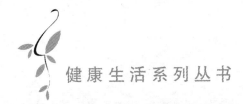

健康生活系列丛书

常见心理卫生问题的防治

中老年心理卫生篇

　　光阴荏苒，岁月更迭，不知不觉两鬓斑白，眼角和前额皱纹加深，知道自己已进入中老年期了。生理上的老化和环境的变化，常使不少人在思想情绪、生活习惯和人际关系等方面无所适从，从而产生种种心理变化。重视中老年人的心理卫生保健，对保持中老年人的健康具有十分重要的意义。

➡ 中年期有什么心理特征？

（1）心理成熟。人到了中年，不再像青年时期那样对未来充满憧憬，他们的自我意识往往非常明确，能够组织和安排好自己的工作和生活。随着人生阅历的增多，中年人认识问题也有了相当的广度、深度，不再为表面现象所迷惑。他们的性格基本定型，遇事冷静，处事稳重，情绪趋于稳定，能保持个人精神状态的平衡，充分适应社会和环境，并担负起社会和家庭的责任，正确处理学习、工作、人际关系等方面的矛盾。

（2）生理功能缓慢衰减。尽管人到中年期后智力仍然有所增加，但随着年龄的增长，生理老化现象已经出现。身体外表的变化明显，表现为体重增加，身体发胖，头发逐渐变白并变得稀疏，面部、颈部、手臂等处的皮肤渐渐松弛等。最重要的还是内部器官和内分泌系统的退化，表现为心血管系统、消化系统、各种内分泌腺的功能减退，以及其他系统或器官如肌肉、骨骼、肾脏的功能减退，而且免疫系统功能也有所减退。生理变化的明显标志是更年期的出现。总的来说，生理功能的衰减导致疾病增多，给中年人的健康带来了很大的威胁。

（3）心理压力沉重。中年人既要面对因身体功能减退而产生的心理不适，又要处理工作、社交、家庭等各方面的矛盾。由于社会变化产生的危机，再加上疾病的困扰，中年人往往容易产生焦虑、失望、烦躁、忧郁、压抑等不良情绪，继而严重影响身心健康。事实上，在人生的所有阶段中，中年期是人的心理压力最大的时期。

对于由壮年向衰老过渡的中年人来说，既要承担工作和事业上的重担，又要肩负赡养老人、抚育儿女的重任，因此压力非常大。具体地说，中年人不但要对子女的衣食住行、学习、道德品质担心操劳，还要侍奉年迈多病的父母，处理同事间复杂的人际关系，以及承担繁杂的家务劳动，因而不管是经济压力还是心理压力都十分沉重。与此同时，身体功能衰减，各种躯体疾病不时侵袭，更是让中年人渐感力不从心，身心受到伤害，所以出现心理问题也就屡见不鲜了。

➡ 中年人怎样才能顺利度过更年期？

更年期是人从中年进入老年阶段的过渡期，女性为45～55岁，男性为55～65岁。处于更年期（围绝经期）的妇女，由于卵巢功能减退，垂体功能亢进，分泌过多的促性腺激素，引起自主神经功能紊乱，从而出现一系列程度不同的症状，如月经变化、面色潮红、心悸、失眠、乏力、抑郁、焦虑、情绪不稳定、易激动、注意难以集中等，这就称为妇女更年期综合征。处于更年期的男性则逐渐出现泌尿生殖道萎缩，产生尿频、尿急或尿失禁甚至是膀胱炎等生理问题，并伴随注意不集中、记忆力下降、倦怠、头痛等症状。处于更年期的中年人，还往往表现出精神紧张、焦虑、烦躁、情绪低沉、紧迫感强烈等心理特征。他们特别关心个人及家人的健康，身体稍有不适便四处求医，害怕生病，对工作或家庭中的事情过分关心。

对于更年期正常的心理和生理变化，中年人要有足够的认识，对自己的身心健康有全面的了解和正确的评价，并做好解决更年期问题的心理准备。当出现更年期症状时，不必过于紧张和焦虑，毕竟这并非大病，只是一种正常的生理变化而已，经过半年到两年的时间就会恢复正常的生理状态。同时，要注意纠正自己的一些有损健康的行为，如吸烟、酗酒、生活无规律等，以免加重更年期的不适反应。子女也应理解处于更年期的父母的心理变化，多给他们一些关爱。当然，如果症状过于强烈，甚至影响到了正常的生活和工作，则需要到医院进行专门的治疗。

➡ 中年人为什么容易感到心理疲劳？

中年人的心理疲劳，是指由于社会、家庭、工作、生活、人际关系等方面产生多重压力，中年人长期处于焦虑、烦躁、恐惧、抑郁的精神负重状态，导致精神过度紧张、压抑感强、容易悲观和沮丧，总是不由自主地联想到事物的消极面。

心理疲劳的产生，主要是由于中年人不仅要面对各种竞争和处理繁杂的各种信息，还要应付各种复杂的人际关系，而且上要赡养父母，下要抚育子女，生活压力非常大。长年累月地艰辛工作所感到的劳累，往往会让中年人逐渐变得固执己见、易冲动、好发脾气、动辄训人、焦躁不安等不良情绪明显增加。

心理疲劳一般有以下特征：①对做任何事情都提不起兴趣，对生活的热情减退；②记忆力衰退，记不清东西放在什么地方，经常忘记计划好了的即将要做的事情，甚至连刚发生过的事情也容易遗忘；③浑身乏力，经常感到全身不舒服；④情绪控制力差，容易冲动，稍有不顺心便大发脾气；⑤经常感到困乏，睡眠不好，食欲下降；⑥性欲低下，甚至可能产生"性冷淡"或"性厌倦"心理。

要消除心理疲劳，中年人需要及时调整自己的情绪，通过散步、看电影、聊天、读书、听音乐等方式，使自己保持良好的心理状态。如果心理疲劳症状无法缓解，就需要寻求医生的帮助。

➡ 什么是中年期病态固恋？

固恋是指性心理的发展停滞在成熟过程的某一点上。有这种心理问题的中年人，表现为总是喜欢与年轻异性待在一起，行为做作，过分讲究穿戴，对自己或他人年轻时的浪漫史特别感兴趣等。

当中年男子出现病态固恋时，会有不切实际的追求女青年的行为。中年女子出现病态固恋时，则会在打扮上与自己实际年龄和身份极不相称，以至于显得十分怪异。

中年人如果有了这种问题，就应当提高自我意识，充分认识到自己行为的不当，并注意与异性接触时须保持中年人应有的成熟和庄重。

➡ 如何应对中年期婚姻危机？

中年期是婚姻非常容易发生变故的时期。这是因为在漫长的婚姻生活中，夫妻经过恋爱时的激情缠绵、新婚时的幸福时光以及孩子出生后情感的转移后，到了中年期生活往往平淡无奇，让人产生厌倦感。中年夫妻由于婚后适应不良，或者是在对子女的养育、婆媳的相处以及家计安排等方面的见解不同，往往因生活中的一些琐碎小事产生矛盾。日积月累，矛盾越来越大，便出现了婚姻危机。其具体表现有两种：一种是双方经常吵架，为一点小事争论不休；另一种是彼此客客气气，但实际上貌合神离，情感十分冷淡。

中年期婚姻危机产生的根源，一方面是夫妻中的一方或双方当初结婚的动机不当，另一方面则是他们中的一方或双方缺乏面对现实的勇气，对婚姻适应能力不强。

中年期婚姻危机带来的危害很大，因为夫妻长期的对立和矛盾会让彼此的身心健康都受到长期持续的损害。这也是心理疾病产生的原因之一。而且，夫妻不和更会使孩子幼小的心灵受到伤害，让孩子形成具有孤僻、自卑、充满敌意等负面特征的性格。夫妻双方应当充分认识到婚姻危机带来的害处，学会宽容地看待配偶，并努力与对方沟通，相互理解，让婚姻重新焕发出生机。

➡ 老年期有什么心理特点？

（1）生理功能衰退。人到老年后，视觉、听觉、嗅觉、味觉、痛觉、触觉等都会出现不同程度的老化，思维也会变得比以前迟缓，学习和创造性思维能力减退，记忆力也大不如从前。

（2）心理平衡能力减弱。人到老年后情绪有些不稳定，容易发怒，忧郁悲观，常感叹自己大不如前；常感到焦虑、孤独，并有自卑、失落等消极心理。

（3）过于关注自我，性格倔强，处事刻板，较为固执。老年人总是顽固地坚持自己的观点、习惯和爱好，不赞成他人的看法，更不会轻易改变自己的观念，不易适应新的环境。

（4）缺乏兴趣，生活单调，胆小谨慎，嫉妒多疑。老年人还表现出对家人过分依赖，放弃个人努力，一切等待照顾，行为、言语幼稚，显得有些像小孩子。

➡ 老年人怎样维护自我心理健康？

（1）积极参加体育锻炼。体育锻炼有助于改善老年人的消极心理状态，使其精神饱满，充满生气。适合老年人的体育活动很多，如体操、散步、慢跑、羽毛球、太极拳等。锻炼应当因人而异，老年人应当选择适合自身的运动方式，并每天保持适当的运动量。

（2）正确对待生理老化现象。老年人的免疫功能通常较弱，容易感染流行疾病，也容易受到慢性病的侵袭。因此，老年人应当提高自我保健意识，关注身体健康状况，有病及时就医，并学会以坦然的心态面对疾病。患病时保持乐观的态度，将有助于康复，延缓病情恶化。

（3）避免生活失去目标。老年人可以通过参与一些力所能及的活动，多与朋友相处，加强同外界的接触，找到精神和感情上的寄托。这样便不会在生活中感到空虚，并消除寂寞、孤单和焦虑，有利于延缓衰老和延年益寿。

➡ 老年丧偶怎么办?

丧偶对老年人来说是最沉重的打击。那么,对于老年人而言,怎样才能尽快缩短和摆脱丧偶后的过度悲伤呢? 一般可采取以下几种心理调适方法:

(1) 学会自我安慰。认识到人的生、老、病、死是不可抗拒的自然规律,失去了几十年朝夕相处、休戚与共的老伴确实令人痛心,但也是无法避免的现实。学会安慰自己,对老伴最好的怀念就是自己多保重身体,更好地生活下去。

(2) 尽量不要自责。不少老年人在丧偶后,责备自己过去有很多地方对不起老伴。这种自责、内疚的心理会使老年人整天唉声叹气,削弱机体的免疫功能,诱发其他躯体疾病。老年人要学会不要或减少自责,毕竟这是没有办法挽回的事情。

(3) 减少思念。经常看到老伴的遗物会强化思念之情,加重精神上的折磨。老年人不妨把这些遗物暂时收藏起来,把注意转移到现实生活中去。

(4) 建立新的生活方式。与子女、亲友建立一种新的和谐的依恋关系,减少对配偶过于依恋的旧的生活方式。如有可能,丧偶的老年人可以再婚。再婚有利于摆脱孤独,有助于身心健康。老年人应当破除封建思想和所谓的"道德"的自我禁锢,积极争取再婚。

➡ 什么是离退休综合征?

离退休综合征是指人到了老年期,离开工作岗位之后,产生的各种心理不适应症状。离退休综合征直接损害离退休老年人的身心健康，加速衰老过程。其主要表现是抑郁，精神消沉、萎靡不振，有强烈的失落感、孤独感；焦虑，心烦意乱、惶惶不安，缺乏耐心，急躁冲动；躯体不适，常出现头痛、晕眩、失眠、胸闷、浑身无力等。

要消除这种不良症状，老年人应当重新规划自己的生活目标，积极与他人交往，适当地参加一些力所能及的活动，找到精神上的寄托，便能很容易地摆脱离退休综合征。

➡ 什么是疑病症？

疑病症是指身体正常但怀疑自己患有躯体疾病，并由此产生了疑虑、烦恼和恐惧；即便经过医生的解释和客观检查，也不足以改变其看法，常伴有焦虑或抑郁。

患疑病症者一般男性多于女性，特别以文化落后的地区和老年人较为多见。比如，有的老年人本来身体很健康，但当看到认识的人生病或病逝后，就觉得自己身体不舒服，认为自己可能患上了某种疾病；即便是经过医生检查并未发现异常，仍然无法消除疑虑。病人的疑病观念很牢固，往往反复坚持就医或检查。

疑病症的产生有多方面的原因，如具有自恋倾向的人格特征、对躯体症状的不当解释，都可促成疑病观念。老年人敏感多疑，又经常去医院探望病人或参加追悼会，自然比年轻人更容易出现疑病症。

老年人应定期做健康检查，患了病应正确对待，采取"既来之，则安之"的态度，并多参加集体活动，培养多方面爱好，这将有助于减少对疾病的恐惧。而一旦发现自己可能有疑病症时，老年人应及时到医院寻求心理医生的帮助。

⇒ 老年人为什么总是睡不好觉？

睡眠障碍是指由情绪因素导致睡眠的时序变化，或者是睡眠过程中出现异常的发作性事件，让睡眠的质和量出现问题，无法满足正常的生理需要。相对于其他年龄人群，老年人睡眠障碍的患病率更高。

老年人的睡眠障碍主要表现在入睡时间延长、睡眠不安稳、易醒、觉醒次数增加、极易受外界环境变化的影响等方面。

引起老年人睡眠障碍的原因很多，如高血压、冠心病、颈椎病等躯体疾病，以及心理状态、外界环境的变化，不良的生活习惯等。

为避免出现睡眠障碍，老年人应当保障舒适安静的睡眠环境，不要在晚上或者睡觉前吸烟、饮酒、喝咖啡和有刺激性的饮料，养成定时睡觉的习惯等。老年人出现睡眠障碍后，有必要去医院接受诊断和治疗，在医生的指导下通过服用药物和接受心理治疗来解决这一问题。

⇒ 什么是老年痴呆？

老年痴呆是指在智能已经获得充分发育之后，由脑部器质性病变引起的严重智能障碍，表现为在意识清楚的基础上智能部分或全部减退，从而影响病人生活、工作和日常生活能力。

老年痴呆主要有三种类型：①脑神经细胞退行性痴呆，这是由中枢神经系统（主要是大脑）发生病变引起的痴呆；②血管性痴呆，这是由血管病变如动脉硬化引起的痴呆；③混合性痴呆，这是兼有以上两种病理变化而引起的痴呆。

老年痴呆的病情发展可大致分为以下三个阶段：

（1）健忘期。此期的表现是记忆力明显减退，如忘记讲过的话、做过的事或重要的约会等。与此同时，思维分析、判断能力、视空间辨认功能、计算能力等也有所降低，但有时还可以保持过去熟悉的技能。

（2）混乱期。此期痴呆症状逐渐加重，病情急转直下，功能进一步减退，伴有失认、失语和失用。突出的表现是视空间辨认障碍明显加重，很容易迷路；还有穿衣困难，或把裤子当上衣穿；不认识朋友或亲人的样貌，也记不起他们的名字，不能和别人交谈，尽管有时会自言自语；思维情感障碍及个性人格改变明显，行为明显异常。部分病人可出现少动、假面具脸和肌张力增高，也可见癫痫发作，日常生活难以自理，常需他人帮助。

（3）极度痴呆期。此期病人严重痴呆，处于完全缄默、完全卧床、丧失生活自理能力的状态，常伴有恶病质、肌强直和大小便失禁，如并发压疮（褥疮）、泌尿道感染（尿路感染）、肺内感染等，终致死亡。

➡ **怎样预防老年痴呆？**

预防老年痴呆应从以下几方面着手：

（1）积极治疗高血压、冠心病、糖尿病等。尤其对脑血管病应积极进行治疗，同时采取给予脑细胞活化剂及能量合剂，配合适当的智能和肢体练习，加强护理等综合方案。

（2）忌烟酒。长期大量吸烟和酗酒，会影响大脑的功能，甚至使大脑受到一定的损害。

（3）善于思考，勤用脑。科学研究证明，多用脑的人，老年期大脑萎缩的现象发生少，用脑越多，大脑皮质越厚。所以，勤用脑、多思考是提高记忆、延缓智能衰退的行之有效的好方法。

（4）保证充足的营养。研究者通过大量的动物实验和调查研究证明，膳食中某些营养物质与大脑的生长发育、思维分析能力、想象力及记忆密切相关。有助于提升大脑智能的营养物质主要有植物蛋白质，还有维生素及各种矿物质，如钙、镁、铁等。这里重点提出豆豉。日本宫崎医科大学的研究证实，豆豉可以预防老年痴呆。因为豆豉是一种营养价值很高的调味品，据现代科学分析，豆豉中含有大量能溶解血栓的尿激酶，还有一些细菌，这些细菌能产生大量 B 族维生素和抗生素。这些都有助于预防老年人脑血栓的形成。

（5）保持乐观的精神面貌。抑郁焦虑可导致血管收缩、供血不足以及内分泌紊乱，如果不改善抑郁焦虑情绪，可能导致大脑退行性变化。

（6）避免铝中毒。铝摄入过多会导致铝中毒。这是目前正在探讨的引起老年痴呆的重要原因之一。

（7）丰富离退休后的生活。离退休之前，要在思想上、物质上做好一切准备，丰富的生活、广泛的兴趣和爱好，可以促进脑力活动，还可以延缓衰老的进程。

（8）定期体检。定期体检，及早治疗躯体疾病，对身体健康有益。老年人对自己的身体既要重视，又不要过分注意或担心。

（9）经常去户外活动。老年人应选择适合自己的运动项目，如步行、慢跑、体操、太极拳、太极剑及传统舞等，这有利于身体健康。

➡ 家人应当怎样对待老年痴呆病人？

老年痴呆病人因生活上不能自理而需要家人更多的关怀和照顾，具体方法如下：

（1）对病人充满爱心。要热情关心，注意尊重病人的人格，在对话时要和颜悦色，避免使用呆傻、愚笨等词语。要根据病人的心理特征，采用安慰、鼓励、暗示等方法，给予开导，并介绍一些治愈的典型病例，以唤起病人战胜疾病的勇气和信心。对生活困难的病人，应当积极主动给予照顾，热情护理，以实际行动温暖病人的心灵。音乐能改善大脑皮质的功能，增加其供血、供氧，较好地调节自主神经系统的功能。因此，可根据病人的文化修养和兴趣爱好，选择播放一些病人爱听的乐曲，以活跃其情绪。鼓励病人参加一些学习和社会、家庭活动，以分散病人的注意力，唤起病人对生活的信心。

（2）进行智能训练。根据病人的病情和文化程度，教其记一些数字，把一些事情编成顺口溜，由简单到复杂反复训练，让他们记忆背诵。利用玩扑克牌、玩智力拼图、练书法等，帮助病人扩大思维和增强记忆。也可以反复带病人辨认卧室和厕所，经常和他聊天或讲述有趣的小故事，以强化其回忆和记忆。还可以手把手地教病人做些力所能及的家务，如扫地、擦桌子、整理床铺等，以期其生活能够自理。

（3）注意饮食安排。老年痴呆病人有相当一部分因缺乏食欲而少食甚至拒食，影响到营养的摄入。要营造适宜的进食气氛及环境，以促进病人的食欲。要选择富有营养、清淡、可口的食品，保证其每餐吃饱、吃好。对吞咽有困难者，应耐心细致地缓慢喂食，不可催促，以防噎食及呛咳，食物温度应适宜。对个别有食物判断力问题及失认、味觉障碍、认知障碍并有异食现象的病人，应避免危险物品进入其视线，把他喜欢吃的或可以吃的食物放在其可取的地方。要弄清病人吃异物的时间段（一日内变动、一周内变动、一月内变动、一年内变动），在这个时间段内安排一些轻微的劳动或一些娱乐活动，转移其注意和视线，慢慢地让他习惯岔开吃异物的时机。如万一误吃了异物，可采取催吐或洗胃等医疗处理方法。

（4）合理安排病人的生活起居，让其按时起床和就寝。白天安排病人参加适当的康复锻炼和文娱活动，如趣味游戏、做操、下棋、听广播、看电视等，让其感受生活乐趣，心情愉快。晚上为病人创造安静的入睡条件，睡前不让其喝浓茶、吸烟，不看刺激性的电视等。对严重失眠的病人可用药物辅助入睡，或给予温水泡脚，陪伴在其身边，调节灯光等。对病症较重的病人要有床栏，专人照看以保证安全。建立和维持良好的个人卫生习惯，做好日常的生活照料工作，保持床单清洁，床褥平整、干净，做好压疮的预防工作，注意保暖，防止感染。

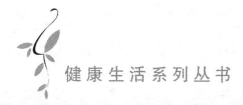

健康生活系列丛书

精神分裂症篇

　　精神分裂症是一种常见的精神疾病，很多人由于不了解病情、不进行干预而导致疾病一点点加重。本篇主要介绍精神分裂症的前期症状、起病形式、主要类型和预后，系统地阐述精神分裂症的前因后果。

➡ 什么是精神分裂症？

精神分裂症是一种精神病，一种以思维、观点、情绪、语言、自我意识和行为出现扭曲为特征的精神疾病，多在青壮年发病，起病往往较为缓慢，临床上可表现出思维、情感、行为等多方面的障碍及精神活动的不协调。病人一般意识清楚，大部分病人在疾病过程中可以出现认知功能损害。该疾病一般病程迁延，反复加重或恶化，部分病人可最终出现精神衰退和精神残疾，而部分病人经治疗可保持痊愈或基本痊愈的状态。精神分裂症病人总体过早死亡风险比普通人群高 1.6 倍。

精神分裂症的病因如下：

（1）遗传因素。如果近亲或者与自己血缘关系较近的人中有患精神分裂症的，那么，自己患精神分裂症的可能性较大。

（2）生理性因素。①内分泌因素：甲状腺、性腺、肾上腺皮质和垂体功能出现障碍，有可能导致精神分裂症。②神经生化因素：神经递质出现异常，有可能导致精神分裂症。③大脑因素：大脑受到损伤或者发生病变，有可能导致精神分裂症。

（3）个性特征因素。具有孤僻、敏感、害羞、好幻想、逻辑性思维差、胆小、犹豫、主动性差、依赖性强等个性特征的人患精神分裂症的可能性较大。

（4）环境因素。在母亲孕期受到病毒感染的胎儿，其成年后发生精神分裂症的概率明显高于对照组。孕期及围生期的并发症，也使本病的发病率增高。

（5）社会心理因素。精神分裂症的发生多是由幼年至成年生活中的困难遭遇造成的，其中与精神分裂症亲属的接触是致病的主要因素。有学者认为，社会心理因素对精神分裂症的发生起决定性作用。国内 12 个地区的精神疾病流行病学调查资料显示，经济水平高与经济水平低的人群患病率不同，差别有显著性，在业人群与不在业人群的患病率也有显著性差异。这可能与生活的物质环境差、经济贫困所造成的心理压力大、社会心理应激多有关。

➡ 精神分裂症发病前有何症状？

（1）个性改变。表现为对亲属、同事或同学从热情变得冷淡；从勤快逐渐变得较为懒散，不注意个人卫生，不收拾房间，不勤换衣裤等；从过去的循规蹈矩变得不严格遵守纪律，不拘小节等。

（2）出现焦虑等症状。病人表现出不明原因的焦虑、抑郁、不典型的强迫行为、记忆力下降、注意不集中、失眠以及白天萎靡不振等状况。学生可能出现成绩下降。

（3）零星出现不可理解的行为。有的病人表会突然做出一些出乎意料的、不可理解的决定，如会突然放弃一份很好的工作，或突然决定停学等。

（4）多疑。有的病人会表现出对周围环境的恐惧、害怕，虽然从理智上讲自己也觉得没有什么不妥，但就是感到对周围环境的恐惧和对某些人的不放心。

（5）不合理地关注自身的某个部位。比如，有人特别关注自己的相貌，十分频繁地照镜子，并多次要求到医院做整形手术，尽管医生说不需要做此手术，但病人仍坚持要做。

➡ 精神分裂症的起病形式有几种？

精神分裂症的起病形式有慢性起病、亚急性起病和急性起病三种。

（1）慢性起病。病程进展缓慢，一般很难确切估计起病的时间。早期症状以性格改变和类神经症症状最为常见。病人的精神活动逐渐变得迟钝，对人冷淡，与人疏远，躲避亲人并怀敌意；或寡言少语，好独自呆坐，或无目的地漫游，生活懒散，不遵守纪律，对周围人的劝告不加理睬。有的病人表现为性格反常，好无故发脾气，不能自制，敏感多疑；或沉湎于一些脱离现实的幻想、自语、自笑；或无端恐惧。此时常常不容易被家人理解为病。有的病人则出现强迫症状，怕脏、怕得病、怕说错话、怕别人看自己或毫无原因的恐惧，或表现为刻板重复动作，可持续数月至数年。有些病人的早期症状为人格解体，病人感到自己的体形变了，有的出现疑病观念。但总的来说，这类早期症状不固定，时隐时现。

（2）亚急性起病。从可疑的症状出现到明显的精神异常经两周到 3 个月的时间。此时，情感障碍表现为抑郁、忧愁，容易产生强迫症状或疑病观念，继之产生妄想性体验，可持续数周至数月。

（3）急性起病。病人一般在两周内发病，病人突然出现兴奋躁动、冲动毁物、行为反常、恐惧不安、困惑，或毫无原因的喜悦。此时，病人可伴有意识障碍。

➡ 精神分裂症有哪些类型？

（1）偏执型精神分裂症。此型又称妄想型，是世界上大部分地区最常见的精神分裂症类型，在我国约占住院及流行病学群体调查病人的 50％以上。一般起病较缓慢，起病较青春型和紧张型晚。其临床表现相对稳定，常以偏执性妄想为主，往往伴有幻觉。而情感、意志和言语障碍及紧张症状不突出，或情感迟钝、意志缺乏等"阴性"症状虽也常见，但不构成主要临床表现。此型病人自发缓解者少，治疗效果较好。

（2）青春型精神分裂症。此型多始发于 15～25 岁，起病较急，病情发展较快。其主要症状是思维内容离奇，难以令人理解，思维破裂；情感改变突出，喜怒无常，表情做作，傻笑，不协调；行为幼稚、愚蠢，常有兴奋冲动行为及本能意向亢进；幻觉妄想片段零乱，精神症状丰富易变。此型病人预后较差，部分病人"阴性"症状发展迅速。

（3）紧张型精神分裂症。发达国家资料及我国资料均显示此型已大为减少，原因未明。一般起病急，多在青壮年期发病。其主要临床表现为病人言语、运动功能受抑制，呈木僵状态或亚木僵状态，紧张性木僵可与短暂的紧张性兴奋交替出现。其主要症状有言语缄默、紧张性木僵、违拗、蜡样屈曲、倔强症、被动服从和持续言语、紧张性兴奋，表现为突发而短暂性剧烈的兴奋发作，无目的地砸坏东西。本型可自发缓解，治疗效果较其他型好。

（4）单纯型精神分裂症。此型较少见，青少年期起病，发病缓慢，持续进行，病情自发缓解者少。早期可出现类神经衰弱症状，但自知力差，不主动就医。其主要临床表现为日益加重的孤僻、被动、生活懒散、兴趣丧失、情感淡漠及行为古怪。由于妄想和幻觉等精神病性症状不明显，往往不易早期发现，是难以确定诊断的一种类型。此型在治疗上较困难，对抗精神病药不敏感，预后差。

（5）未定型精神分裂症。此型具有精神分裂症的一般特点，但不符合以上所描述的任何一种类型的特征，或为以上所描述的各型特征的混合。

（6）精神分裂症后抑郁。此型表现为在分裂症状部分或基本消失后病人出现的抑郁情绪或抑郁综合征。

（7）残留型精神分裂症。此型是精神分裂症病程迁延的结果，主要表现为个性改变和社会功能明显受损。

（8）衰退型精神分裂症。此型以精神衰退为主要临床表现，病人社会功能严重受损，导致丧失劳动能力。

➡ 家人应该怎样对待精神分裂症病人？

（1）首先应把病人送到专门的精神病医院接受检查和治疗。尽管这可能给家庭造成一定的经济负担，但要认识到，如果不送去医院，不仅会使病人的身体健康、生存质量受到严重影响，而且还可能危及自身以及他人的生命、财产安全，可能造成的经济损失更大。

（2）学习一些相关的精神卫生知识。具备了一定的精神卫生知识，才能够更好地配合医院进行治疗，有利于病人的康复以及治愈后防止精神分裂症的复发。

（3）端正对病人的态度。尽管精神分裂症病人可能对家人和社会造成不良影响，也可能在治愈后病人的就业、就学产生一定的困难，但家庭应给予病人极大的关注和同情。

➡ 怎样预防精神分裂症复发？

（1）要高度重视维持治疗，坚持服药是最有效的预防复发的措施。资料表明，大多数精神分裂症的复发与自行停药有关。坚持维持量服药的病人复发率为 40%，而没坚持维持量服药者复发率高达 80%。

（2）在日常生活中应注意及时发现复发的先兆，以便及时治疗。精神分裂症的复发往往是有先兆的，只要及时发现，在医生指导下及时调整药物和剂量，一般都能防止复发。如果发现病人无故出现睡眠不好、懒散、不愿起床、发呆发愣、情绪不稳、乱发脾气、烦躁易怒、胡思乱想、说话离谱，或病中的想法又露头，就应该高度重视，并及时送到医院治疗。这种及时治疗往往可以避免疾病的复发。

（3）坚持定期门诊复查。一定要坚持定期门诊复查，让医生连续地、动态地了解病情，使病人经常处于精神科医生的医疗监护之下，及时根据病情变化调整药量。通过复查也可使病人及时得到咨询和心理治疗，消除病人在生活、工作和药物治疗中的各种困惑，这对预防精神分裂症的复发有重要作用。

（4）减少诱发因素。病人的精神状态往往是比较脆弱的，因此帮助病人安排好日常的生活、工作、学习是非常重要的。可以经常与病人谈心，帮助其正确对待疾病和现实生活，提高心理承受能力，学会对待应激事件的方法，鼓励病人增强信心，指导病人充实生活，使其在没有心理压力和精神困扰的环境中生活。

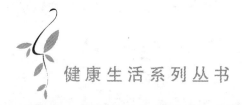

健康生活系列丛书

常见心理卫生问题的防治

抑郁与自杀篇

抑郁是一种常见的心境障碍，可由各种原因引起，以显著而持久的心境低落为主要临床特征，而且病人的心境低落与其处境不相称，严重者可出现自杀念头和自杀行为。我们应警惕抑郁的初期表现，让生命之花绽放。

➡ 什么是抑郁？

抑郁是指人在生活中感到哀伤、沮丧、悲观甚至绝望。抑郁情绪是一种负性情绪，但不能认为负性情绪都是异常的。如果在经历了令人感到悲哀的生活事件之后出现的抑郁情绪在短期内能够自行缓解，这种抑郁情绪就是正常的。比如，失去了深爱的人、丧失地位、分居或离婚、失恋、退休、第一次离家、失去友谊，甚至包括宠物的走失等都会导致抑郁情绪的产生，这是很正常的。如果在这种情境下没有感到抑郁，反而可能存在问题。但这种情绪往往会随着时间的流逝自动消除。如果抑郁达到了某一特定的严重程度，严重影响了人的正常生活和社会功能，那么这种抑郁情绪就不正常了。

➡ 抑郁发作有哪些表现？

（1）抑郁心境。抑郁发作者都存在某种程度上的不快，从轻度的抑郁到极度的无助感。这种抑郁感被人们描述为完全的绝望、孤独感或厌倦。轻度抑郁者时常哭泣，或想哭却哭不出来。严重抑郁者通常认为他们的情况已不可逆转，既无法自救，别人也不能帮助他们。

（2）对平常的活动丧失兴趣和乐趣。无论这个人以前喜欢干什么，现在都觉得没有意思了。严重的抑郁病人会处于一种完全的愿望麻痹状态，甚至早上不能起床。

（3）食欲紊乱。许多抑郁病人的食欲很差，体重减轻；而另一些则食欲增强，体重增加。无论体重是增加还是减轻，这种变化会在每次抑郁发作时出现。

（4）睡眠紊乱。失眠是抑郁的一个显著特征。最常见的是早醒后不能重新入睡，也有人表现为入睡困难或整个夜晚不断醒来。病人有时也表现为睡得多，可以每天睡 15 小时以上。

（5）精神运动性迟缓或激越。迟缓性抑郁病人看起来非常疲乏，姿势经常是停滞的，运动缓慢而审慎，说话声音低沉，在回答提问前有长时间的停顿。激越性抑郁则以完全相反的方式表现出来，这类病人不断地活动，不知休息，不停书写，或走来走去，或不断呻吟。

（6）精力减退。抑郁病人的动机减弱，通常伴有明显的精力减退。尽管什么事都没有做，他们还是整天感到十分疲倦。

（7）无价值感和内疚感。抑郁病人常把自己看得一无是处，智力、外貌、人缘、能力等一无可取之处。这种无价值感常伴有深刻的内疚感。抑郁病人看起来似乎在拼命地寻找自己做错事的证据。如果他们的孩子学习有问题或车胎没气了，抑郁病人会认为这是自己的错误所导致的。

（8）思考困难。在抑郁状态下，心理过程和生理过程一样会受到损害。抑郁病人总是犹豫不决，他们常主诉思考困难，不能集中注意，记忆力减退。越是困难的、需要全神贯注的事情，他们越难完成。

（9）有自杀的想法。抑郁病人总是反复想到自杀。他们总是说："如果自己死了就解脱了，并且这样对大家都好。"并且事实上有一些抑郁病人最终实施了自杀。

（10）其他的抑郁发作症状。抑郁病人还可能出现妄想和幻觉等精神病性症状，其内容是与心境相协调的，且总在抑郁存在一段时期后才出现，并在抑郁情绪显著好转前消失。患抑郁的儿童常主诉躯体痛苦，如头痛和胃痛；而患抑郁的老年人常表现为注意不集中和抱怨记忆力减退。

➡ 抑郁有哪些特殊类型？

（1）季节性抑郁：这是一组特殊类型的心境障碍，其特征是周期性秋冬季抑郁发作，因此也有人称之为秋冬季抑郁。青少年发病，女性多见。发作时多表现为食欲增强、体重增加、疲乏、焦虑、易激惹。

（2）快速循环性双相障碍：长期以躁狂与抑郁发作交替出现或以混合形式出现，每年至少4次，每次循环周期不短于48小时，正常间歇期很短或没有。

（3）产后抑郁：这是一种在产后4周内发生的抑郁。

（4）混合性焦虑综合征：这是一种焦虑与抑郁症状同时存在的状态，但是单一症状并未严重到可明确诊断。

（5）短暂复发抑郁：这是一种不快心境或兴趣丧失，在过去的一年里几乎每月发生一次，且每次发生不超过两周。

（6）更年期抑郁症：这是一种在更年期发生的精神疾病。

（7）阈下抑郁：病人将来发生抑郁的危险性很高。这是具有抑郁表现，但在临床诊断上不符合抑郁诊断标准的一种心理亚健康状态。

➡ 产生抑郁的原因有哪些？

（1）生物性因素。①遗传因素：如果一个人有抑郁家族史，那么这个人患抑郁的概率比普通人高 10 倍。事实上，很多抑郁病人未受过较大的社会打击，但由于遗传的易感性或心理的易感性较强，很容易患上抑郁。②药品的影响：导致抑郁最直接的一个因素就是大脑里的一些化学物质的变化，如抗高血压药物可导致大脑神经递质的改变。③内分泌疾病的影响：某些内分泌疾病也可引起大脑的变化，如甲状腺功能减低是导致抑郁的生物性因素之一。④其他因素：吸毒、酗酒等可导致大脑的一些化学物质的变化，直接导致抑郁。

（2）心理因素。主要指一个人对外界的刺激能否应付，应付能力和承受能力有多强，会用哪些方法适应外界的刺激和打击等，也就是我们所说的心理素质。如果一个人承受能力很强，就能承受较大的打击；反之，一个小小的打击就可能引发抑郁症。

（3）社会因素。这是一种外界因素，如一个人在日常生活中受到的学习、工作压力，以及家庭不和、朋友间的矛盾等都可引发抑郁，严重者甚至自杀。另外，较大的负性事件，如失业、丧偶、经济困难也可引发抑郁。

➡ 抑郁有哪些危害，如何干预？

根据世界卫生组织 2018 年数据，全球有超过 3 亿名抑郁病人。抑郁不同于普通的情绪波动和对日常生活中挑战产生的短暂情绪反应。长期的中度或重度抑郁可能产生严重的危害：①病人可能会受到极大影响，在工作中以及在学校和家中表现不佳。②最严重时，抑郁可引致自杀。③抑郁可导致更大的压力和功能障碍，影响病人的生活并加剧抑郁症状。

虽然对抑郁已有行之有效的治疗办法，但全球只有不足一半的病人接受了有效治疗，在一些发展中国家仅有不到10%的病人接受了治疗。影响有效治疗的因素有缺乏资源、缺乏训练有素的卫生保健人员，以及社会对精神疾病病人的歧视等。

但事实证明，开展预防规划可以减少抑郁的发生。社区可为预防抑郁采取有效措施：①在学校开展规划教育活动，指导儿童和青少年积极思考。②对有行为问题的儿童的父母采取干预措施，可以减轻父母的抑郁症状，并改善其子女的行为。③开展老年人体育运动规划也可有效预防抑郁。

➡ 家人怎样对待抑郁病人？

（1）首先应把病人送到医院接受治疗，积极配合医生，详细介绍病人的有关情况，以便医生掌握全面的信息，从而做出正确的诊断，同时要严格按照医生的要求服药等。

（2）做好与病人的沟通。抑郁病人往往对周围世界、日常生活和未来前景持一种消极的态度和看法。这时就需要与病人多交谈，了解引发这种情绪的真实原因，从而有利于对病人进行引导，让病人认识到自己心理存在的问题，并让他认识到生活中还存在着美好的东西。

（3）给予病人更多人际上的支持。要多花一些时间陪伴病人，减少病人独处的时间；理解和包容病人的一些行为，避免日常生活中的冲突；切实解决生活中存在的困难，消除抑郁情绪的诱因。

➡ 什么是自杀？

自杀是指有意结束自己生命的行为。如果一个人知道自己行为的后果是死亡，并自愿去执行，那他这种行为就是自杀。如果一个人不知道自己行为的后果是死亡，如为了救一个落水儿童而奋不顾身，或者被人胁迫去做可能导致死亡的事情，或者患有某种精神疾病的情况下造成死亡，这些行为就不是自杀。

➡ 自杀事件在全世界的情况是怎样的？

自杀是一个全球现象。世界卫生组织的数据显示，每年有近 80 万人自杀身亡。自杀是影响家人、社区和整个国家的悲剧，会对死者亲友造成持久的影响。自杀可以发生在生命周期的各个阶段。相对于自杀死亡，每年自杀未遂的人数更多。

服用农药和使用枪支是全球范围内较为常见的自杀方式。一般而言，男性死于自杀的人数要多于女性。在富裕国家，男性死于自杀的人数是女性的 3 倍。50 岁及以上的男性自杀率较高。而在低收入和中等收入国家，年轻成人和老龄妇女的自杀率比高收入国家的相应人群要高。

➡ 哪些人属于自杀的高危人群？

（1）年龄大于 45 岁、离异、丧失直系亲属、单身独居、无固定职业及家庭关系不良者。

（2）遭遇重大精神刺激或危机者（如受虐、经历灾难性事件、暴力、经济问题和关系破裂）。

（3）患有抑郁、精神分裂症、物质依赖、人格障碍等精神疾病者。

（4）患有慢性疼痛、慢性或危重器质性疾病者。

（5）有自杀未遂史者。

（6）有家人曾经自杀者。

（7）遭受歧视的群体（如难民和移民、男女同性恋者、双性恋者、变性者、囚犯等）。

➡ 一个人在什么情况下可能会自杀？

（1）以前曾经自杀过但是被人及时制止或被抢救过来。

（2）常常谈论有关死亡、自杀的话题，并且有死亡念头。

（3）问一些涉及死亡的问题，如"吃多少片某种药可以致死""窗户离地面有多高""血要流多久才会死""晚上巡视病房几次"等。

（4）收集和保存绳索、玻璃片、水果刀或其他任何可能伤害身体的锐器。

（5）认为自己患有严重的躯体疾病，以至于想以死来解脱。

（6）一改常态，对自己的亲人异常关心，即使对以前有矛盾的人，也表现出格外宽容。

（7）放弃自己喜爱之物，安排后事。

（8）改变生活方式，喜欢独处。

（9）紧张、无望、无助。

（10）具有攻击性和冲动性。

（11）抑郁病人过度担心、失眠，感到自己的生命无价值，处于抑郁状态并经常哭泣。

（12）感到受迫害、处罚、虐待。

（13）听见声音告诉他结束自己的生命。

（14）在严重抑郁后，无明显原因，突然高兴（可能是找到了一种自杀方法）。

➡ 怎样预防和干预自杀？

（1）对企图自杀者进行自杀危机的干预：①整个家庭和周围的人对企图自杀者表现出接受、关注和支持活下去的态度。②鼓励企图自杀者说出负性情感、自我能力、精力、精神和躯体情况，让企图自杀者做出自我评价，如生与死的价值和信仰、积极与消极的情感，让企图自杀者认识到采取自杀行为可能承担的责任。③采取防备自杀的措施，防范积极考虑自杀或自杀未遂者的自杀冲动行为，最好让其住院，限制在安全房间，经常不定期查看，防止他独处，搜缴可致死性工具。④鼓励企图自杀者参加个人、小组或家庭心理治疗，提高病人的应激事件应对能力，消除引发自杀的因素，如在可能的条件下改变居住环境。⑤积极治疗与自杀有关的各种躯体疾病或精神疾病。⑥对自杀身亡者的家属密切监护，给予心理帮助，防止家属自杀。

（2）对有强烈自杀意图、患有精神疾病者的干预：①住院治疗，将其限制在安全房间，经常不定期查看，密切监护，也可专人看护。对激越自杀者可采取完全约束。②尽早进行药物治疗，无禁忌证时，尽早做休克治疗。③拿走可能对人造成伤害的任何物品。搜身时，要检查可能隐藏伤害物的任何部位，如身体洞口和头发。④发放特制隔离服，拿走床单，因为自杀未遂者可能采用床单、衣服上吊自杀。⑤在监护下服药，用纸餐具盛放食物。锐利器具应从托盘中取走，以防止自杀冲动行为。⑥限制探视。要求需经主治医师同意方可探视，探视者离开后，应该检查探视者留下的物品。⑦让企图自杀者做出不会自杀的承诺。⑧将乐观的、充满希望的信息传递给病人，有助于病人接受帮助、解决问题。⑨自杀企图减轻后，鼓励病人参加日常活动和体育活动，缓解紧张和敌意。

（3）预防一般人群发生自杀行为的措施：①与媒体合作，确保对已发生的自杀事件进行负责任的报道，比如避免使用使自杀敏感化的语言以及避免对使用方法进行详细描述等。②基于学校场所进行干预。③推行限酒政策以减少酒精摄入。④对患有物质滥用、慢性疼痛和急性情绪困扰者进行早期识别、治疗和护理。⑤对非专业卫生工作者进行自杀行为评估和管理方面的培训。⑥帮助年轻人培养应对生活压力的技能。

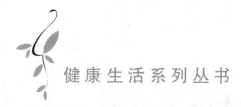

健 康 生 活 系 列 丛 书

常见心理卫生问题的防治

成瘾问题篇

　　成瘾常分为物质成瘾和行为成瘾。成瘾的核心特征是病人明确知道自己的行为有害但却无法自控。本篇主要介绍常见的网络成瘾与烟酒成瘾的表现、形成原因及矫治方法。成瘾作为与人类文明共生的一种现象，要想彻底根除，需要社会、家庭以及病人自身共同努力，生理戒除与心理支持同时进行。

➡ 成瘾是怎么回事？

成瘾又称依赖，是指一种异乎寻常的行为方式，由于反复从事这些活动，给个体带来痛苦或明显影响其生理、心理健康，职业功能或社会交往等。其具体包括以下七个方面，具备其中的三个方面及以上者，即可认为个体已经成瘾：①容易产生耐受性，即行为量有加大的趋势；②出现戒断综合征，即停止该行为会有各种不良反应；③行为的不可预料性，即行为的时间、频率、强度都大大超过自己的预料；④多次试图戒除或控制而不成功；⑤花大量的时间为这一行为做准备，进行这一行为或从其后果中恢复过来；⑥基本停止或大大减少正常的社会交往、职业或娱乐活动；⑦明知这一行为已经产生生理或心理方面的不良后果，但仍然坚持这一行为。

成瘾可以分为物质成瘾和行为成瘾两类。物质成瘾可分为四类：①中枢神经抑制剂成瘾，抑制剂包括阿片类（如海洛因、吗啡、哌替啶、美沙酮、丁丙诺啡）、酒类、巴比妥类、苯二氮䓬类；②中枢神经兴奋剂成瘾，兴奋剂包括苯丙胺类（如冰毒、摇头丸）、可卡因、烟草、含咖啡因饮料；③致幻剂成瘾，致幻剂包括大麻、麦角二乙胺、苯环己哌啶等；④挥发性溶剂成瘾，挥发性溶剂包括丙酮、四氯化碳、某些溶媒等。行为成瘾包括赌博成瘾、网络成瘾等。

➡ 网络成瘾有几种类型？

网络成瘾是指上网行为冲动失控，且这一行为失控并没有导致成瘾的物质的参与，表现为由于过度使用互联网而导致个体明显的社会、心理功能损害。

网络成瘾主要有以下五种类型。

（1）网络关系成瘾：以网络聊天室或以网络社群的人际关系取代了真实生活中的朋友和家人，也包括网络恋情。

（2）网络游戏成瘾：强迫性地参与计算机游戏及网络游戏，不能自拔。

（3）网络性成瘾：一再沉迷于成人聊天室或网络色情图片、音像、文字等。

（4）网上信息搜集成瘾：因害怕信息不足，不能克制地强迫性地浏览网页，以查找、搜集、下载过多的对生活没有意义的数据、资料和信息。

（5）计算机成瘾：一些学生对计算机知识特别感兴趣，沉溺于电脑程序，对新鲜的软件有强烈的兴趣，迷恋网络技术（包括黑客技术），热衷于自建和发布个人网页或网站，不断地更新网页的内容等。

➡ **网络成瘾有哪些表现？**

网络成瘾的表现主要分为外在表现、心理表现和躯体上的表现。

（1）外在表现：对网络有一种心理上的依赖感，不断增加上网时间，从上网行为中获得愉快和满足感，停止上网后感觉不快，强令中断会出现戒断症状；在个人现实生活中花很少时间参与社会活动和与他人交往，以上网来逃避现实生活中的烦恼与情绪问题；倾向于否认过度上网给自己的学习、工作、生活造成的损害；网瘾越来越大，不可抑制地想上网，上网频率总比事先计划的要高；上网时间失控，比计划的时间长，常常通宵上网，个人试图缩短时间却总以失败告终。也有学者认为，这种成瘾性还伴随与上网有关的耐受性、戒断反应及强迫行为等。

（2）心理表现：信息选择失度，即对信息资源选择过杂、过乱和无度；情感自我迷失，道德意志弱化，沉迷于网络的大学生往往会产生道德情感的沮丧、道德意志的消沉，丧失有效的道德判断力，造成责任观念的淡漠；人格异常，即人格的不稳定状态，表现为偏执型人格、自恋型人格、戏剧化型人格、边缘型人格等；情感反应障碍，即情绪的始动功能失调，出现与客观刺激不相符的过高或过低反应，表现为情感反应迟钝、情感淡漠、焦虑、抑郁等；行为角色混乱，现实角色和虚拟角色混淆，造成心理错位、行为失调。

（3）躯体上的表现：出现不能持久的睡眠周期，停止上网时会出现失眠、头痛、消化不良、恶心、厌食、体重下降等。

➡ 网络成瘾有什么危害？

（1）躯体方面：长时间沉迷于网络可导致视力下降、肩背肌肉劳损、生物钟紊乱、睡眠节奏紊乱、食欲缺乏、消化不良、体重减轻或肥胖（进食过多而活动过少）、体能下降、免疫功能下降，停止上网则出现失眠、头痛、注意不集中、消化不良、恶心、厌食、体重下降等。青少年正处在身体发育的关键时期，这些问题均可严重妨碍他们身体的健康成长。

（2）心理方面：病人一旦停止上网便会产生对上网的强烈渴望，难以克制上网冲动。这种冲动使其不能从事别的活动，工作、学习时注意不集中、不持久，感到记忆力减退；由于长期的视觉形象思维，逻辑思维迟钝；沉迷于虚拟世界而对日常工作、学习和生活兴趣减少，与现实疏远，为人冷漠，缺乏时间感；因不能面对现实，常常处于上网与不敢面对现实的心理冲突之中，情绪低落、悲观、消极。

（3）行为方面：病人表现为频繁寻求上网活动。网络成瘾对青少年学生最为直接的危害是耽误其正常的学习，尤其是网络游戏，导致他们不能集中精力听课，不能按时完成作业，成绩下滑，甚至逃课、辍学。网络中各种不健康的内容也可造成青少年自我放纵，法律以及道德观念淡薄，人生观、价值观扭曲，甚至导致违法犯罪行为。

➡ 怎样预防网络成瘾？

（1）端正对互联网的认识。首先，必须让学生认识到计算机或互联网只是一种工具，是人类学习、工作的工具之一，不是生活的全部，使用这种工具的目的是提高个体生存和发展的质量。其次，必须使学生认识到过度使用互联网的行为将引发不良后果。网上大量的黄色信息和高技巧性的暴力游戏等，容易使青少年沉迷其中，对真实生活中的人和事缺少兴趣，情感淡漠，和亲人、朋友之间的交往减少，将自己封闭起来。

（2）阻断互联网成瘾的关键期。使用互联网的行为具有阶段性：第一个阶段是成瘾阶段，新用户往往采用完全沉浸于其中的方式来使自己适应新的环境；第二个阶段是觉醒阶段，他们开始减少互联网的使用；第三个阶段是平衡阶段，此时他们进入了正常的互联网使用状态。因此，在教育工作中，关注初期上网的学生，避免其完全沉溺于互联网而导致网络成瘾。可通过谈话、作报告、集体讨论等形式使学生对使用互联网行为的发展及其特点有清晰的认识，对帮助学生避免成为互联网成瘾者具有十分重要的作用。

（3）定时上网。在学生生活中，合理安排时间，尽可能固定上网时间，对于减少互联网中的奖赏因素对学生上网行为的强化，并使病态的互联网使用行为尽快消退具有重要的作用。及时实施惩罚并采取恰当的方式，可增强行为改变的责任感。行为学习理论认为，"结果在行为之后立即出现远比延迟一段时间再出现更能影响行为"。可见，及时地实施惩罚有助于发挥惩罚的作用。同时，个体的发展离开了主观能动性是不可能实现的。教育中要激发学生行为改变的自觉动机，并对行为改变承担责任。

➡ 酒精成瘾有哪些特征？

（1）强制性饮酒，难以控制饮酒欲望。

（2）刻板的饮酒模式，一般的饮酒者并无固定时间，而成瘾者为了避免产生戒断症状必须定时饮酒。

（3）凡事饮酒为先。

（4）对酒精耐受性改变。初期耐受性增加，他们往往自认为酒量大；后期耐受性下降，少量饮酒会导致身体功能失调。

（5）反复出现戒断症状。成瘾者一旦血液酒精浓度下降即出现症状，常发生于睡醒后。早期症状为四肢和躯干的急性震颤，不能稳定地握杯或扣纽扣，常见恶心、呕吐、出汗，饮酒后症状迅即消除，否则持续发展为典型的戒断综合征。因此，成瘾者会为了避免出现戒断症状而饮酒。

（6）戒断后重染。

➡ 酒精成瘾会出现哪些并发症？

（1）酒精中毒性幻觉症。酒精成瘾者在饮酒期间或之后常常在意识清晰的情况下出现各种幻觉，如幻听、幻视，可继发相应的情绪及行为障碍。可偶尔出现或延续数月。

（2）酒精性遗忘综合征。酒精成瘾者可出现记忆逐渐缺失的现象，尤以近期记忆损害为主，即使周围发生的事情也记不住。继而出现时间定向障碍，表现为虚构，而自己全然感觉不到，终日呈欣快状态。

（3）酒精性痴呆。酒精性痴呆是长期大量饮酒所致的智能减退，表现为短期或长期记忆的损害，抽象思维、判断能力等高级认知功能受损，人格改变明显，工作和社交能力下降，出现脑萎缩。停止饮酒后症状至少持续 3 周。

（4）躯体并发症。如消化系统的反流性食管炎、胃炎、急性胰腺炎、脂肪肝、肝硬化、肝癌；心血管系统的酒精相关性心肌病、心律失常、冠心病；营养和代谢障碍，如营养不良、维生素 B_1 缺乏、低钾血症、低磷血症、低镁血症；呼吸系统、血液系统和免疫系统受损。

➡ 怎样戒酒？

（1）从思想上认识到戒酒的重要性。可以通过影视、广播、图片、实物、讨论等多种方式，让酒精成瘾者端正对酒的态度，正确认识饮酒的危害，从思想上认识到戒酒的必要性。

（2）逐渐减量法。要制订一个戒酒计划，不要急于求成，放弃一次戒掉的想法，以免出现强烈的躯体反应。可以首先从饮酒量上逐渐减少，同时在频率上也应逐渐减少，可以从一天三次饮酒到两次然后到一次，最后隔几天才饮一次酒。在酒的品种上也应从高度酒逐渐到低度酒，最后达到戒酒的目的。

（3）在医生的指导下借助一定的药物进行戒酒。由于饮酒是一种成瘾行为，需要相当努力才能把这种不良行为改正过来。有时候借助药物的帮助也是必要的，这样能够提高戒酒的成功率。

（4）家庭成员支持戒酒。过度饮酒往往会给家庭带来不幸，但对其进行制约的最好环境也是家庭。因此，家庭成员应帮助酒精成瘾者戒酒，让其了解酒精中毒的危害，从而树立起戒酒的决心和信心，并与其达成协议，定时限量给予酒喝，使其循序渐进地戒除酒瘾。同时，创造良好的家庭气氛，用亲情、温情去解除戒酒时所产生的躯体反应；也要让酒精成瘾者少参加一些社交聚会，避免再次饮酒。

➡ 全球有害使用酒精的现状是怎样的？

有害使用酒精和一系列精神和行为障碍、其他非传染性疾病以及损伤之间存在因果关系。最近，有害使用酒精和结核病等传染病发病率及艾滋病病毒/艾滋病病程之间确立了因果关系。除了健康后果，有害使用酒精会给个人和整个社会带来大量损失。世界卫生组织官网数据显示，全世界每年因有害使用酒精导致 300 万例死亡，占所有死亡数的5.3%。有害使用酒精是导致 200 多种疾病和损伤的因素之一。总体而言，用残疾调整生命年来衡量，由酒精导致的全球疾病和损伤负担比例为 5.1%。酒精成瘾在生命相对较早的时期就会导致死亡和残疾。在 20～39 岁人群中，所有死亡中约有 13.5%是由有害使用酒精造成的。

➡ 怎样减轻有害使用酒精造成的负担？

为有效减少有害使用酒精造成的健康、安全和社会经济问题，需要针对酒精消费水平、模式和背景以及较广泛的健康问题社会决定因素采取行动。而国家负有制定、实施、监测和评价减少有害使用酒精公共政策的主要责任。

世界卫生组织指出，一些可供决策者参考，并具备效力和拥有良好成本效益的战略有：①监管酒精饮料的销售（特别是向年轻人销售）。②监管和限制酒精的可得性。③制定适当的酒后驾驶政策。④通过征税和价格机制减少酒精需求。⑤提高对政策的认识和支持力度。⑥向有害使用酒精者提供容易获得和负担得起的治疗。⑦针对危险和有害使用酒精广泛实施筛查规划和简短干预措施。

➡ 吸烟有哪些危害?

吸烟是导致死亡、疾病和贫困的主要原因。世界卫生组织 2020 年数据显示,吸烟者中多达半数会过早死亡。吸烟每年使 800 多万人失去生命,其中有 700 多万人归因于直接吸烟,有大约 120 万人属于接触二手烟雾的非吸烟者。而在世界 13 亿吸烟者中,80％以上生活在低收入和中等收入国家。吸烟的经济成本是巨大的,包括治疗由吸烟引起的疾病的高额卫生保健费用,以及由可归因于吸烟的疾病和死亡造成的人力资本损失。此外,吸烟将家庭主要支出从食物和住所等基本需求转移到烟草上,从而加剧贫困。吸烟造成健康危害的可能机制如下:

(1) 烟草中含有多种成分,其中主要有效成分是尼古丁,每支香烟含尼古丁 3~10 毫克。尼古丁和烟草中的其他成分如苯和焦油,以及多种放射性物质能致癌,可使吸烟者和与其在一起的被动吸烟者易患咽喉炎、气管炎、肺气肿、高血压、心脏病、脑血管疾病,以及肺癌、乳腺癌、口腔癌和喉癌等。90％的肺癌病人有吸烟史。男性膀胱癌病例至少有 60％是吸烟引起的。吸烟还引起心血管疾病、胃肠道疾病等,并加重糖尿病,引起老年痴呆等。在缺血性心脏病病人中,发生心搏骤停的吸烟者比非吸烟者多 4 倍。吸烟者肺癌的病死率是非吸烟者的 10.8 倍。进餐时吸烟更容易导致有害物质被咽下,诱发胃癌。

(2) 不育患病率吸烟男性比不吸烟男性高 6 倍。吸烟可减少精子数量，导致精子异常和男性勃起功能障碍（阳痿）。吸烟促使血液中雌激素水平降低，会损伤对保持皮肤弹性至关重要的血管及结缔组织，使皮肤变得干燥、松弛，从而造成明显的"吸烟面容"。吸烟女性与不吸烟女性相比，不孕症的患病率高 2.7 倍。母亲吸烟不但会影响自己身体的健康，还会殃及下一代，导致新生儿体质差、体重轻、死亡率高，婴儿患先天性心脏病的可能性比常人高 2 倍。吸烟还可能使胃溃疡恶化并延缓伤口愈合。女性吸烟还会导致闭经并增加患软骨病的危险。

（3）突然中断摄入尼古丁会出现戒断症状，包括渴求、焦虑、抑郁、不安、头痛、注意不集中、睡眠障碍、血压升高和心率增快，部分病人可出现体重增加。一些病人在特定环境中对吸烟的渴求会持续 1 年以上。

➡ 造成吸烟成瘾的原因是什么？

（1）尼古丁本身的作用。烟草中的主要有效成分是尼古丁，尼古丁的主要药理作用通过结合脑和自主神经节的乙酰胆碱受体而产生。短期吸烟可使脑血流量增加，也可以改善情绪、松弛骨骼肌、减轻焦虑、增加食欲，同时还有一定的增强记忆、提高解决问题能力的作用。正因为如此，吸烟者常表现出物质寻求行为。

（2）环境因素的影响。除受教育程度低、宗教信仰弱以及精神紧张等可成为持续吸烟的危险因素，社会经济状况不佳、人际关系复杂或家庭吸烟者多也对吸烟行为有暗示作用。吸烟多、烟龄长和开始吸烟年龄较小，会增加尼古丁成瘾的危险。

➡ 怎样戒除烟瘾？

（1）明确戒烟目标。提出戒烟方案，明确提出花多长时间来戒烟，并且不断地检查自己是否按照预定的目标和方案戒烟；同时，还要认识到戒烟的困难，增强戒烟的决心。

（2）改变对吸烟的看法。首先，应对吸烟的危害有一个充分的认识。认识到吸烟对身体各个方面所产生的不良影响，以及对周围被动吸烟的人所产生的危害。其次，认识到吸烟在交际中并不是必不可少的。没有烟，交际也能持续下去。最后，吸烟并不是成熟的标志。一个人是否成熟应通过其他行为表现出来。

（3）逐步减少吸烟量。让吸烟者花几个星期的时间，逐步增加前后吸烟之间的时间间隔，逐步减少单位时间所吸香烟的数量，最后达到完全戒烟。这个方法可让吸烟完全由时间安排所决定，而不由个体当时的心情或者抽烟的冲动来决定。

（4）学会一些应对烟瘾发作的方法，比如替代法。当烟瘾发作的时候，可以吃一些自己喜欢吃的东西，比如糖果，或者转移注意，去做自己感兴趣的事情，使自己没有空闲时间，从而减少对身体感受的注意。

（5）尽量避免参加可能诱发吸烟行为的活动。少去参加一些聚会，以抵制吸烟的诱惑。如果有朋友邀请你参加非常好的聚会，而参加聚会的人都吸烟，那么你应该找一个合适的理由，婉言拒绝参加此类聚会，直到自己觉得没有烟瘾为止。

（6）家庭其他成员在戒烟的过程中要起到支持和监督的作用。如果戒烟者有再吸的动机，家庭成员要及时提醒。

（7）在医生的指导下买一些辅助戒烟的药品，比如尼古丁嚼糖和尼古丁贴。它们能帮助戒烟者缓解戒烟时所产生的躯体反应。

➡ 如何减少烟草需求？

（1）采用图片健康警示。研究表明，图像警示可大大提高人们对烟草使用危害的认识。带有强烈冲击信息的大型图片或图形健康警示，包括无装饰包装，可以通过规劝吸烟者不在家里吸烟来保护非吸烟者的健康，提高对无烟法律的遵守率，并鼓励更多的人戒烟。

（2）禁止烟草广告可减少消费。全面禁止烟草广告、促销和赞助可以减少烟草消费。全面禁令包括禁止各种直接和间接的促销形式。①直接形式：在电视、广播、印刷出版物、广告牌以及各种社交媒体平台上作广告。②间接形式：品牌共享、品牌延伸、免费分发、价格折扣、在销售点展示产品、假冒企业社会责任项目之名进行赞助和促销活动。

（3）增加税收可有效减少烟草使用。烟草税是减少烟草使用和卫生保健费用最有效的途径，特别是对青少年和低收入人群而言。烟草增税幅度必须足够大，才能将烟草价格推高到高于收入增长的水平。烟草税每增加 10%，可使高收入国家烟草消费降低约 4%，使低收入和中等收入国家烟草消费降低约 5%。尽管如此，在现有一系列烟草控制措施中，实行高额烟草税是最少得到落实的一项措施。

（4）为吸烟者提供戒烟帮助。研究表明，很少有人了解烟草使用的具体健康风险。大多数吸烟者意识到烟草危害时都希望戒烟。然而，当没有戒烟支持时，只有4％的戒烟尝试会取得成功。专业支持和行之有效的戒烟药物可使吸烟者成功戒烟的概率增加一倍以上。

（5）必须阻止烟草制品非法贸易。烟草制品非法贸易是引起全世界关注的主要卫生、经济和安全问题。根据世界卫生组织官网数据，全球消费的卷烟和烟草制品中有十分之一属于非法品。非法市场得到了各类行动者的支持，从小商贩到大烟草公司，在某些情况下甚至是参与军火和人口贩卖的有组织犯罪网络等。烟草业和其他行业人士认为，对烟草制品实行高税收的做法会导致逃税现象，而逃税（非法）和避税（合法）会对该烟草控制政策的效力造成不利影响。因此，应当加强烟草市场监管，阻止烟草制品非法贸易。

➡ 电子烟比烟草更安全吗？

电子烟可分为电子尼古丁传送系统和电子非尼古丁传送系统。可通过加热液体产生雾气，进而供使用者吸用。这些装置可能含有也可能不含有尼古丁。按含量排列的溶液主要成分是丙二醇（可能含有甘油）和添味剂。

电子烟不含烟草，但对健康有害，也不安全。尼古丁极易上瘾，人的大脑发育要持续到25岁左右，儿童和青少年使用电子烟尤其危险。此外，使用电子尼古丁传送系统会增加患心脏病和肺部疾病的风险，还会给使用该产品的孕妇带来重大风险，原因是它会损害处于生长中的胎儿。

在电子烟没有被禁止的地方，世界卫生组织建议应根据以下四个主要目标对产品进行管制：①防止不吸烟者、未成年人和困难群体开始使用电子尼古丁传送系统和电子非尼古丁传送系统；②将电子尼古丁传送系统和电子非尼古丁传送系统使用者的健康风险降至最低，并保护非使用者免受其释放物的影响；③阻止关于电子尼古丁传送系统和电子非尼古丁传送系统的未经证实的健康效益宣传；④防止控烟工作受到与电子尼古丁传送系统和电子非尼古丁传送系统相关的所有商业和其他利益获利者的影响，包括烟草业获利者。

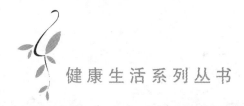

健康生活系列丛书

常见心理卫生问题的防治

应激相关障碍篇

应激相关障碍也称心因性精神障碍，常指由心理、社会（环境）因素引起异常心理反应而导致的精神障碍。自然灾害的频繁出现、公共卫生安全问题的日益凸显，都在挑战着人们的心理承受能力。正确的认识和科学的应对将有助于我们更好地度过"心理危机期"。

➡ 什么是应激相关障碍？

应激相关障碍过去常称为反应性精神障碍或心因性精神障碍，是指一组主要由心理社会因素引起异常心理反应而导致的精神障碍。应激相关障碍主要分为以下三类。

1. 急性应激障碍

急性应激障碍（ASD）是在受到急剧、严重的精神打击，在刺激后数分钟或数小时发病，主要表现为意识范围狭窄，对时间、空间及身边亲人的辨认能力下降，言语缺乏条理，对周围事物感知迟钝；情绪不高，有自卑、自责的念头以及对前途感到无望，甚至觉得自己与他人及外界事物间总有一种难以打破的隔阂感，比如病人看日出、看花都如在梦里，与人交往时也有一种似真若梦的感觉，会怀疑自己是不是还活着。其症状一般持续数小时至1周，1个月内缓解。

2. 适应障碍

适应障碍（AD）是因长期存在应激源或困难处境加上病人的人格缺陷产生烦恼、抑郁等情感障碍以及适应不良行为（如退缩、不注意卫生、生活无规律等）和生理功能障碍（如睡眠不好、食欲缺乏等）并使社会功能受损的一种慢性心因性障碍。适应障碍的发生是心理社会应激因素与个体素质共同作用的结果。病程最少为1个月，最长不超过6个月。

适应障碍是一种短期和轻度的烦恼状态及情绪失调，可能影响到社会功能，但不出现精神病性症状。本病是机体对某一明显的处境变化或应激性事件所表现出的不适反应，如更换新的工作、新兵入伍、考入大学、移居国外、离退休后或患严重躯体疾病引起的生活适应障碍。其病程往往较长，通常在应激性事件或生活发生改变后起病，表现为烦恼、抑郁等情感障碍，以及适应不良行为和生理功能障碍，并使个体社会功能受损。时过境迁、刺激消除，或者由于经过调整形成了新的适应之后，精神障碍可随之缓解。

3. 创伤后应激障碍

创伤后应激障碍（PTSD）又称延迟性心因性反应，是指由亲身经历或目击的，包括战争、暴力袭击、强奸、虐待、绑架以及重大交通事故等日常生活事件和自然灾害在内的，一切可引起严重精神创伤的事件所引发的共同的精神障碍。一般在遭受打击后数周至数月发病。病人经历创伤性事件后，仍对该事件反复体验，并保持避免引起相关刺激的回避行为和高度的警觉状态，病情持续以至引起主观上的痛苦和社会功能障碍。创伤后应激障碍的主要症状包括噩梦、性格大变、情感解离、麻木感（情感上的禁欲或疏离感）、失眠、逃避会引发创伤回忆的事物、易怒、过度警觉、失忆和易受惊吓。创伤后应激障碍可对病人的社会功能、家庭生活和身心健康造成长期的破坏性影响，也给病人的家庭乃至社会带来较大的经济负担。症状一般在数月或半年内才被发现，需要心理干预和社会支持系统的帮助，才能逐步缓解。

➡ 产生应激相关障碍的原因是什么？

（1）生活中应激源的出现。常见的应激源有以下几项：①严重的生活事件，如惨重的交通事故、亲人突然死亡、遭受歹徒袭击、被强奸或重大的财产损失。②重大的自然灾害，如洪水、地震和火灾等对生命安全造成威胁的事件。③战争场面，如敌对双方短兵相接的白刃战。几乎所有经历这类事件的人都会感到巨大的痛苦，常引起个体极度恐惧、害怕、无助感。这类事件称为创伤性事件。

（2）在存在应激源的基础上，个体易感性是应激相关障碍的内在诱发因素。上述应激源的存在无疑是发病的关键所在，但事实上，遭遇应激源的大多数人并不出现精神障碍。这表明个体的易感性在发病中也起着重要的作用。这种易感性包括病前个性、躯体状况、年龄等。

➡ 创伤后应激障碍的诊断标准是什么？

在临床上，一般采用以下创伤后应激障碍诊断标准。

（1）个体暴露于创伤性事件中并具备下列两点：①个体体验、目睹或曾面临一种事件或多种事件，这些事件包括真实的死亡或死亡威胁、严重的损伤、自身或他人躯体的完整性受到威胁；②个体的反应包括强烈的恐惧、无助感或恐怖。

（2）以下列一种以上的方式持续地重新体验到这种创伤性事件：①反复闯入性地痛苦地回忆起这些事件，包括印象、思想或知觉；②反复而痛苦地梦及此事件；③创伤性事件正在重现的动作或感受（包括再体验创伤经历、错觉、幻觉，以及分离性闪回事件，包括发生在意识清醒时或醉酒时）；④暴露于作为此创伤性事件的象征或很相像的内心或外界迹象之时，出现强烈的心理痛苦或烦恼；⑤暴露于作为此创伤性事件的象征或很相像的内心或外界迹象之时，出现生理反应。

（3）对此创伤伴有的刺激持久回避，对一般事物的反应显得麻木（在创伤前不存在这种情况），表现为存在下列三项及以上：①努力避免有关此创伤的思想、感受或谈话；②努力避免会促使回忆起此创伤的活动、地点或人物；③不能回忆此创伤的重要方面；④明显地很少参加有意义的活动或没有兴趣参加；⑤有脱离他人或觉得他人很陌生的感受；⑥情感范围有所限制（如不能表示爱恋）；⑦对未来没有远大设想（如不期望有一个好的职业、婚姻、儿女，或正常生活享受）。

（4）有警觉性增高的症状（在创伤前不存在），表现为存在下列两项及以上：①难以入睡，或睡得不深；②易激惹或易发怒；③难以集中注意；④警觉过高；⑤过分的惊吓反应。

（5）病程标准：病程［（2）、（3）、（4）的症状］超过1个月。

（6）严重标准：此障碍导致了临床上明显的痛苦和烦恼，或在社交、职业等重要方面的功能缺损。

本障碍的诊断不宜过宽，必须要有证据表明它发生在极其严重的创伤性事件后的6个月内。

➡ **创伤后应激障碍常用的治疗方法有哪些？**

1. 心理治疗

心理治疗在创伤后应激障碍处理中的应用早于药物治

疗，及时治疗对良好的预后具有重要意义。心理治疗的重点是预防疾病和缓解症状，目前主要的干预措施是认知-行为治疗、心理疏泄、严重应激诱因疏泄治疗、想象回忆治疗以及其他心理治疗技术的综合运用。实际应用中多采用复合式心理疗法，如暴露疗法和认知重建相结合，复合疗法比单一的心理疗法效果更好。系统脱敏和延长暴露治疗对各种创伤引起的创伤后应激障碍症状有改善作用。

在脱敏疗法中，让病人尽快脱离应激源，改变与创伤有关的环境对创伤后应激障碍的治疗非常重要。在创伤急性期应给予支持性或疏导性心理治疗，使病人情绪稳定，有利于缓解症状。此时，不宜采用让病人回忆创伤性事件的认知治疗或暴露疗法，因为这些方法可使病人在不适宜的情况下再次体验创伤经历，而有加重病情的可能。

在对病人进行情绪疏导和认知治疗时，其关键是医生与病人建立良好的医患关系，使病人对医生有足够的信任。医生要帮助病人增加对自我和外部事物的认知，重新评价创伤经历，重复体验羞愧、狂怒等痛苦情感，增强对自我和他人信任的勇气和对外部世界的安全感，以解除病人的被动退缩和无助感。另外，还可让病人建立"互助组"，使他们增加对彼此的关注，建立团队间的安全感和信任感，从而解除被动退缩和无助感，增强自信心。

2. 药物治疗

药物治疗能缓解创伤后应激障碍的某些症状，减少病人的痛苦体验，通常作为心理治疗的辅助措施，增加病人对心理治疗的依从性。

3. 心理治疗合并药物治疗

心理治疗合并药物治疗的方法比两种方法单用的效果更好。根据有关经验，前期应采用支持和解释心理治疗，建立良好的医患关系，主要是获得病人对服用药物的理解和支持。而在药物取得一定疗效的基础上，进行认知-心理治疗，可能会取得更好的效果。

➡ 地震后人们的常见心理危机有哪些？

地震后心理危机复杂多样，常见的心理危机有以下几种。

1. 急性应激反应

急性应激反应在地震后数分钟或数小时内出现，持续时间较短，主要症状有以下三种。

（1）神经衰弱反应：灾难情境和灾后损失的强烈刺激导致自主神经系统功能失调，且3天后仍不能恢复，就会持续出现睡眠障碍、消化系统障碍乃至呼吸系统障碍，以及轻度感知障碍、记忆力下降等。

（2）恐惧反应：如行为退缩，对灾害的类似刺激过敏，害怕强烈的声光刺激，害怕别人谈论灾害，噩梦不断，易惊醒，有时出现惊厥反应，有时烦躁不安，有社交障碍等。

（3）抑郁反应：如自我封闭，自卑，不愿与人交谈，总是在内心浮现过去的情境或者灾难情境。反复责备自己，顾影自怜，自言自语，伴有失眠或厌食症状，个别病人有酒精依赖倾向。

2. 适应性障碍

适应性障碍是由于明显的生活环境改变或应激事件后适

应期间主观上产生痛苦和情绪变化，并常伴有社会功能受损的一种状态。其病程为 1～6 个月，主要症状有：①以情绪失调为主的临床表现，如紧张、担心、烦恼、心神不安、胆小、抑郁、易激惹等；②常伴有生理功能障碍，如头痛、腹部不适、失眠、食欲缺乏、便秘或腹泻；③社会功能受损，表现为人际关系不良、沉默寡言、不讲卫生、生活无规律、无法正常学习和工作，儿童可能有退缩表现，青少年可能有攻击行为。

3. 创伤后应激障碍

创伤后应激障碍是地震等严重自然灾害后最容易出现的心理障碍，尤其是对受到比较大精神打击的人群，如失去孩子的母亲、失去双亲的幼儿、目睹亲人惨死画面的人等。在灾后的很长一段时间内，病人会在头脑中反复经历那些创伤性画面，对与创伤有关的信息反应剧烈，睡眠、食欲、生活都会被挥之不去的灾难性画面和经历搅乱，痛苦、紧张、无助感长期存在，这些都是创伤后应激障碍的典型症状。

4. 神经症

神经症是一组主要表现为焦虑、抑郁、恐惧、强迫、疑病症状或神经衰弱症状的精神障碍，且持续时间至少 3 个月。其主要包括以下三种：①恐怖性神经症，病人在灾难过后，对那些本不该恐怖的事物、场景、话语等外界信息表现出恐怖反应，不仅内心有恐怖的体验，而且躯体上会有明显的紧张、出汗、颤抖等恐怖状态反应，甚至会因此产生一些退缩和逃避行为，对个人的生活和工作造成影响。②焦虑性神经症，又分为突发性惊恐障碍和广泛性焦虑障碍两种。症状是与现实处境不相符的紧张、焦虑不安、无所适从，突发性惊恐障碍表现得比较集中和明显，而且在突发过程中有明显的濒死感，令人在经历一次发作之后，惶恐不安。③强迫性神经症，包括强迫思维和强迫行为两种，突出表现为自我强迫和反强迫同时存在，造成自我内部分离、对立。

5. 精神病反应

精神病反应由大脑皮质兴奋-抑制功能失调、自主神经系统功能失调所致。主要表现为持续失眠、厌食，自闭、自责，反复念叨损失，反复体味悲痛和忧伤，以至出现幻觉和被害妄想、意识模糊，无法有效沟通。

➡ 地震后心理危机干预的具体策略有哪些？

地震是一个灾难性的创伤性事件。创伤性事件导致的创伤后应激障碍是最严重、致死率及致残率较高、目前没有很好的治疗办法的精神障碍。根据国际一般统计数据，大灾害后有约30％的人可能会在5～10年乃至更长时间内处于慢性心理创伤状态。综合地震后心理危机的实际情况，心理危机干预可以采用以下具体策略。

1. 情绪和认知干预

情绪和认知干预是地震后心理危机干预对策研究的重点。面对突发性灾难事件，人们表现出的心理应激反应存在个体差异，因而在评估个体应激程度时要充分考虑其情绪和认知反应。创伤性事件发生后，亲历者是否发展成创伤后应激障碍，以及是否会导致慢性创伤后应激障碍与个体的认知模式有很大关系。

长时间过度的应激反应会对人的身心造成无法弥补的伤害。心理工作者有必要给当地受灾居民提供及时的心理干预，让他们有倾诉对象。首先，要让当事人尝试接受现实状况，不要隐藏情绪，试着把情绪说出来，不要勉强自己去遗忘。心理工作者可适当用肢体接触来表达对他的关心，如握住他的手、拍拍他的肩、拥抱。其次，教会他们舒缓情绪的一些自助方法并给予辅助，比如，强制休息、增加社会交往、鼓励积极参与各种体育锻炼。这些方法可有效地转移注意；同时，给当事人提供宣泄机会，有助于疏导当事人自我毁灭的强烈情感和负性情感的压抑。最后，进行必要的认知行为矫正训练，提高个体对应激反应的认知水平，纠正不合理思维，以提高其应对突发事件的能力。

2. 药物治疗

药物治疗是心理干预的辅助工具，它能够明显缓解抑郁、焦虑症状，改善睡眠质量。因为躯体症状的改善可以反过来影响个体情绪，因此，针对较严重的躯体症状应及时给予药物对症治疗。

特别是对那些表现为应激性兴奋的病人，应用适当的精神药物，使症状较快地缓解后，再进行心理治疗。若病人有情绪障碍或睡眠困难，可分别给予抗抑郁药或抗焦虑药。药物剂量以中、小量为宜，疗程不宜过长。对处于精神运动性抑制状态的病人，若不能主动进食，还要给予输液，补充营养，保证每日的热量，并给予其他支持疗法及照顾。

3. 青少年儿童心理危机干预

青少年儿童属于特殊群体。与成年人相比，孩子们心智不够成熟，更容易产生各种心理危机和适应不良。因此，青少年儿童是心理危机干预的重点人群。

心理工作者可以引导青少年儿童宣泄出他们受压抑的负性情绪，只有释放出地震造成的恐惧、害怕等情绪，才能消除过度的应激反应。对亲人、朋友的死亡，不管是对成年人还是孩子，都必须做到：不要隐瞒。否则，会造成更大的心理伤害。

（1）直面亲人的死亡事实。对于死亡要有一个告别仪式，对孩子来说，要让他知道亲人或同伴永远走了，去另外一个世界了。告别仪式非常重要。这是一个了结与承认这个事实的过程。承认到接受还需要时间，但承认是接受的必经之路。

（2）宣泄出对亲人的思念之情。比如放飞风筝，把想对死去亲人朋友说的话写在风筝上放飞，或者埋葬小纸条等。这些活动的主要目的都是不回避，把情感表达出来。这也是很好的宣泄情感的方式。与死者的告别对生者有非常重要的意义，告别仪式在危机干预中非常重要。

另外，团体的介入可以使青少年儿童与有相同经历的同龄人彼此分享，从而得到情绪上的支持。通过讨论一些实际的信息和恢复方法，使他们产生对心理重构的认同，激发面对灾难的新思维。除了事件发生后给予及时的心理援助，对青少年儿童来说，如何解决人格发展危机是灾后心理干预的关键。成功地解决此时期的人格发展危机，对孩子们今后良好自我的形成和提高对应激事件的应对能力大有裨益。

4. 建立社会支持系统

在及时的心理援助之后，受创者如得不到足够的社会支持，同样会增加创伤后应激障碍的发生率。良好的社会支持一方面可以缓解精神紧张引起的各种应激反应，另一方面在降低某些疾病的患病率上具有重要意义。良好的家庭和社会支持是创伤后应激障碍发生的保护因素。对受创者来说，从家庭亲人的关心与支持、心理工作者的早期介入、社会各界的热心援助到政府全面推动灾后重建措施，这些都能成为有力的社会支持力量，可极大地减轻受创者的心理压力，使其体验到温暖，产生被理解感和被支持感。

5. 建立危机干预的机构和网络，积极开展心理援助

地震后的心理干预与救援是一项长期和系统的工作。很多学者建议政府应建立完整的救援体系，包括物质支持、医疗救援、卫生防疫、心理救助等方面的内容，以更加体现政府对灾区人民的人文关怀。可由各省市疾病预防控制中心牵头，组织心理专家建立各级危机干预机构，形成由热线电话、健康网站、心理咨询诊所、监测评估中心等组成的网络结构。

➡ 什么是突发公共卫生事件？

突发公共卫生事件是指突然发生、造成或者可能造成社会公众健康严重损害的重大传染病疫情、群体性不明原因疾病、重大食物和职业中毒，以及其他严重影响公众健康的事件。进入 21 世纪以来，突发公共卫生事件日益成为世界瞩目的焦点问题。其不仅带来巨大的经济损失和严重的人员伤亡，而且给人们造成严重的心理伤害和精神伤害。

突发公共卫生事件造成的强烈的精神应激不仅会导致个体出现短时的心理障碍，如急性应激障碍，还可能导致长期的心理创伤，如创伤后应激障碍。由于每个人的性别、受创程度、创伤经历、知识能力、应对能力，以及所受的教育、在突发公共卫生事件中所处角色等不同，所能承受的心理创伤的程度是不同的。另外，由于社会支持等原因，相同的灾害破坏程度也能造成不同的心理伤害。

心理干预可以起到缓解痛苦、调节情绪、塑造社会认知、引导正确态度、矫正社会行为等作用。突发公共卫生事件发生后人们产生的心理反应，是与突发公共卫生事件的特点紧密相关的。群体性是突发公共卫生事件的突出特点，因而群体性的心理反应值得关注。

➡ 突发公共卫生事件出现后，不同人群有哪些心理应激反应？

由于在突发公共卫生事件中所处的角色及受事件的影响程度不同，不同群体在突发公共卫生事件中产生的心理反应各具特点。

（1）病人：在疾病流行或食品安全问题存在期间，当个体得知患病、疑似患病而需医疗处置时，最初的反应是茫然，紧接着会出现思维杂乱，有否认、愤怒、恐惧、懊恼、抱怨、焦虑等情绪反应。当最终确认患病后，会感到沮丧、孤独、无助、绝望，出现抑郁情绪。由于突发公共卫生事件的不可预知性、不可抗拒性及其所造成的毁灭性后果，其对人的心理冲击不仅表现为急性心理反应，还可能造成长期的心理影响。

（2）隔离人群：他们一般指传染病疫情期间因有接触史而被隔离的人员。一些人尽管并无症状，但处于严重恐慌状态，有些人中途放弃隔离、不合作；而另一些人可能会有侥幸心理，认为自己不可能感染，表现为过度勇敢、无防护等。

（3）遇难者家属：当自己的亲人遇难时，遇难者的亲属会陷入无比悲痛中，不同程度地出现情绪、生理上的异常反应，如认知障碍、异常行为，甚至出现精神崩溃、自伤、自杀倾向。尤其是与遇难者关系越亲近的家属其症状越明显。而由突发公共卫生事件造成的强烈刺激可能会损害健康，甚至引起疾病。

（4）救援人员：突发公共卫生事件发生后，救援人员会投入抢救工作中，由于工作环境的特殊性，惨重的伤亡情况以及他们在灾难中所担任的角色，他们会产生一系列的心理应激反应，如恐惧、焦虑、无助、挫败感。许多一线救援人员都经历过职业道德及责任感与害怕被感染的矛盾心理斗争。突发公共卫生事件对救援人员的心理影响并不是短时间就能消除的，甚至在救灾结束很长时间后，会逐渐出现类似创伤后应激障碍的后遗症。这种后遗症会延续很长时间，严重影响救援人员的身心健康。

（5）一般公众：一场重大的突发公共卫生事件不仅会给幸存者、遇难者家属、救援人员留下严重的心理创伤，也会给全社会造成潜在的心理损伤，使得知事件消息的普通群众心里蒙上阴影，同时还会导致公众行为的变化。传染病大流行期间，许多人感到焦虑不安、恐惧、无助，甚至惶惶不可终日。为了躲避疾病的侵袭，一些民众整日闭门不出，过量使用消毒剂，反复洗手等。总的来说，随着时间的推移，突发公共卫生事件造成的心理伤害能逐渐减退。

➡ 突发公共卫生事件的一般应急策略有哪些？

突发公共卫生事件给人们造成的心理影响是巨大的，对突发公共卫生事件相关人群进行心理危机干预是一个国家和地区精神文明与社会发展的重要标志之一，也是突发公共卫生事件应急管理体系的一个重要组成部分。

1. 加强监测及信息管理

首先，要加强以人群为基础的监测，把对人群的心理卫生监测纳入监测系统，可以及时鉴别出突发公共卫生事件中有应激障碍风险的人群，并评价、预测人群应激障碍的流行，从而能尽早采取干预措施。监测系统还可以用来监控心理干预措施的实施情况及效果，并直接指导卫生资源的有效分配。然后，利用监测系统收集的信息，构建起一套完整有效的公共卫生信息系统。该系统必须自上而下统一管理，通畅无阻，而且要确保政府公布的信息完整、统一和权威。

在重大的突发公共卫生事件面前，公众大多数都缺少理性分析、分辨的能力，要消除恐慌和传言，最有效的方法就是信息公开。及时、可信、准确的信息发布系统有利于引导公众消除恐慌心理，冷静对待突发公共卫生事件，真正发挥预警作用。

2. 建立健全社会心理预警系统

在加强人群监测以及信息管理的基础上，逐步构建起突发公共卫生事件社会心理预警系统，使重大突发公共卫生事件的社会心理预警研究不断深入，为领导决策和增强公众在灾难时期的应对能力、提高心理健康水平提供依据。

3. 加强对公众的健康教育

我国防治"SARS"的工作经验表明，突发公共卫生事件发生时，开展广泛深入的健康教育和健康促进活动，可以使公众正确了解有关知识，增强公众的心理承受能力和应变能力。这样一方面可以避免大范围的社会恐慌，维持正常的社会秩序；另一方面可以动员全社会的力量，极大地促进突发公共卫生事件的防治工作。健康教育的方式可灵活多样，除传统的印发科普资料、报告、讲座、咨询等，利用电视、电台、报纸、网络、心理咨询热线等现代传媒手段能收到更好的效果。

4. 组织专业心理干预工作者

专业心理干预工作者一般是经过专门训练的心理学家、社会工作者、精神科医生等专业人员。需要心理干预的人群范围很广，包括病人、幸存者、隔离人群、救援人员、社会公众等。心理干预对象不同，其干预重点和内容也各有侧重。

5. 建立心理危机干预的长效机制

为了保证创伤性事件突然发生后，心理危机干预的及时性、规范性、安全性，有必要在全国范围内统一规划和管理，构建心理危机干预的长效机制，制定各级突发公共卫生事件应急心理危机干预预案和中长期持续干预方案，并为其实施提供组织体系、人员技术、政策法规、社会支持等软硬件资源的保障。

6. 构建心理危机干预指导体系和社区心理干预网络体系

为了引导人们理智救灾，应设置各级心理危机干预指导机构，配备精神卫生、心理干预等相关专业人员，联合当地医疗机构、红十字会和志愿者组织有计划地为各地心理卫生工作提供技术指导与人员培训，建立规范的心理危机干预人才队伍。

➡ **针对受灾者可能出现的心理健康问题，灾难发生前的准备有哪些？**

（1）公众灾难意识的教育和培养。教育和培养公众的灾难意识，使公众充分认识灾难发生的可能性，掌握应对灾难的基本知识和技术。比如汶川大地震后，灾难教育提升到了重要位置，不少地方开展了逃生训练、逃生课程。灾难教育和逃生教育可以成为社区活动的一个部分。

（2）心理危机干预预案。制订预案应考虑如下一些因素：①与其他救灾应急预案的协调和整合；②灾难性质、影响程度、影响范围等因素对心理健康的影响；③受灾者群体特征（如居住地、受教育程度、宗教信仰、价值观等）；④目标地区精神卫生资源（包括精神卫生设施、组织和人力资源状况等）及可动员的程度。应该根据每个地区或社区的特点，制订切实可行的预案。

（3）心理危机干预专业队伍的组织和培训。没有必要组建专门的心理危机干预队伍，可行的策略是根据需要从当地相关专业人员中挑选一批专业技术水平高、年富力强且愿意参与突发公共卫生事件后心理危机干预的骨干，组建心理危机干预预备队，进行针对性的培训和演练，以便在灾难发生时，能够及时输送专业的心理危机干预队伍。

（4）救灾管理人员的培训。对救灾工作的组织者和管理者进行培训，使他们理解灾后心理危机干预的重要性和必要性，将心理危机干预工作有机地整合到救灾系统中去，为心理危机干预工作者提供必要的组织支持和后勤保障。

（5）一线救援人员和志愿者的培训。在灾难发生时，受灾者最先接触到的通常是一线救援人员（特别是军人、警察和医务工作者）和志愿者。他们的任何语言、行为都会对受灾者的心理产生直接影响。通过培训使他们理解受灾者的心理需要和可能存在的心理问题，可为受灾者提供简单、及时和有效的心理支援，避免对他们造成第二次心理创伤。适当的培训也可使一线救援人员理解自己的正常和异常心理反应，对心理创伤产生免疫效应，并知道如何向心理危机干预专业人员寻求帮助。

➡ 如果家庭中突然有亲人离世，如何预防可能出现的心理危机？

调查结果显示，一位亲人的去世，至少要给周围数十位亲友带来心理负面影响。研究结果表明，一般情况下，有1/4的家人在失去亲人后，会出现急性应激障碍和创伤后应激障碍。亲人亡故的信息对丧亲者是一种强烈的精神打击，亲人亡故的事实无法改变，对于减轻亲人亡故的事实对丧亲者的精神打击，最大限度地保护丧亲者的心理健康，预防有着非常重要的意义。

我们可以采用脱敏疗法来改变通知方式，进而减轻丧亲者的不良心理反应。脱敏疗法又称交互抑制法，这种方法主要是诱导寻求治疗者缓慢地暴露出导致焦虑的情境，并通过心理的放松状态来对抗这种焦虑情绪，从而达到消除焦虑的目的。

采用脱敏式通知方式告知亲友，在积极抢救危重症病人生命的同时，把保护重要亲友的心理健康同样放在重要的位置，以避免亲人亡故的重大心理刺激造成重要亲属的心理健康受损。根据脱敏疗法的心理学原理，把传统通知亲友的方法改变为逐步递进的脱敏式通知方式，把亲人亡故的强烈刺激划分成发生意外、送往医院、病情较重、病情严重、病情危重、生命垂危、抢救无效、宣布死亡、结束抢救等若干等级。按照程序逐级传达信息，并且随时注意病人家属的心理反应，给予积极的安慰和心理护理，指导其做放松训练，帮助稳定情绪。根据具体情况，把握通知的速度和节奏，必要时，在征得其他亲友的理解和支持的情况下，对危险性极高的家属，给予保护性信息隔离和有效的心理危机干预。

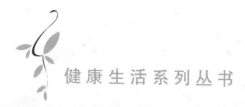

健 康 生 活 系 列 丛 书

常见心理卫生问题的防治

神经症与其他异常
心理问题篇

随着社会的发展，经济多元化程度的提高和生活压力的增大，民众的精神健康问题不容乐观，焦虑症、强迫症以及其他相关心理疾病的发生率明显上升。了解常见异常心理问题的种类，提高心理疾病的防治意识，有助于保持心理健康。

➡ 什么是焦虑症？

焦虑症以广泛和持续性焦虑或反复发作的惊恐不安为主要特征，常伴有自主神经功能紊乱、肌肉紧张与运动性不安。

➡ 焦虑症的主要症状有哪些？

（1）广泛性焦虑：即慢性焦虑症，大多发病在 20～40 岁，起病比较缓慢，以持续存在的焦虑为特征（如过分担心、紧张、害怕），已经影响到正常生活。病人常常入睡困难，做噩梦，起床时觉得累。

（2）惊恐障碍：即急性焦虑症，多发生于青春后期或成年早期。病人常在无特殊的恐惧性处境时，有一种突如其来的惊恐体验。病人觉得死亡将至，四处呼救，同时可能伴有心跳加快、呼吸困难、四肢麻木等症状。

➡ 哪些人容易患焦虑症？

（1）有直系亲属患焦虑症的人较一般人更容易发生焦虑症。

（2）女性患广泛性焦虑的可能性是男性的 2 倍。

（3）曾有童年创伤的人。如果在幼年时经历创伤性事件（如被虐待、经历灾难性事件，以及目睹灾难性事件的发生），以后发生焦虑症的可能性就比较大。

（4）患严重疾病的人。患有慢性病或严重疾病的病人，如癌症病人，会不断地担心今后的生活、治疗以及经济负担，因此容易发生焦虑症。

（5）压力大，如工作压力大、婚姻家庭压力大等，可能诱发焦虑症。

（6）有边缘性性格特征的人容易发生焦虑症。

（7）过量吸烟、饮酒、喝咖啡的人容易发生焦虑症。

➡ 焦虑症怎样治疗和预防？

（1）焦虑症严重影响生活的病人应该积极求医，在医生的指导下服用药物，并辅以心理治疗。焦虑症病人凡事总往坏处想，总担心今后会发生不好的事情，因此长期处于一种高度警觉的状态。长此以往会影响身体健康，如增加罹患心血管疾病等的风险。对焦虑症病人这种歪曲的认识，可以采用认知治疗、行为治疗或认知-行为治疗。

（2）对焦虑症的预防。个人应该认识到生活中所面临的压力源，学会调节情绪和自我控制（如音乐放松、增强锻炼、多与人沟通交流等），培养广泛的兴趣爱好，合理安排生活（防止暴饮暴食或进食无规律，尽量减少吸烟、饮酒以及咖啡的摄入量），增强心理防御能力，争取家人和朋友的帮助和支持，并不断提高自己应对各种压力的能力。

➡ 什么是强迫症？

强迫症是以强迫观念和强迫动作为主要表现的一种神经症，以有意识的自我强迫与有意识的自我反强迫同时存在为特征。病人明知强迫动作如反复洗手等的持续存在毫无意义且不合理，但这些动作却不能克制地反复出现，而且越是努力抵制，越感到紧张和痛苦，难以摆脱。这种疾病女性发病率略高，通常都在 25 岁前发病。遗传因素、性格特征及心理社会因素等，都在强迫症发病中起作用。

强迫症的症状多种多样，既可以某一症状单独出现，也可以数种症状同时存在。通常来说，在一段时间内，症状可相对固定，但随着时间的推移症状可不断改变。具体地说，强迫症的常见症状有以下几种。

（1）强迫观念：即某种联想、观念、回忆或疑虑等顽固地反复出现，难以控制。其中包括：①强迫联想，指听到一句话或一个词，或脑海中出现一个念头，便不由自主地联想起另一个念头或词句，或者是看到某个事物，就会联系到一系列不幸事件的发生，虽明知不可能却不能克制；②强迫回忆，指反复回忆经历过的事情，尽管知道无任何意义也无法摆脱，感到非常苦恼；③强迫怀疑，指对自己的言行是否正确产生不必要的疑虑，要反复核实，如出门后怀疑门窗没有关好，反复数次回去检查；④强迫性穷思竭虑，即不自觉地对自然现象或日常生活中的一些事件进行反复思考，追根究底，如反复思考天为什么这么蓝、地为什么这么大等。

（2）强迫动作：这常常是强迫观念导致的强迫行为，以此来减轻强迫思想引起的焦虑。其中包括：①强迫洗涤，指反复多次洗手或洗物件，由于心中总摆脱不了"脏"的感觉，意识中虽然明白已经洗干净，但却有不能自制的动作；②强迫检查，即对已做好的事情不放心，需要反复检查来让自己放下心中的疑虑，如反复核对已写好的账单、文稿等；③强迫计数，即不可自制地数台阶、电线杆等，若漏掉了要重新数，否则感到极度不安；④强迫仪式动作，即在日常活动之前，先要做一套有固定程序的动作，如睡前要按一定顺序脱衣服及鞋袜，并按固定位置放置，否则会重新穿好衣服、鞋袜，再按程序动作。

（3）强迫情绪：主要表现为对某些事物不必要的担心或厌恶。

（4）强迫意向：指反复体验到想要做某种违背自己意愿的动作或行为的强烈内心冲动。比如，病人抱小孩走到河边时突然产生将小孩扔到河里去的想法，虽然实际上并未这样做，但病人却感到非常紧张和恐惧。

➡ 怎样预防和治疗强迫症？

强迫症的产生同强迫型人格有一定的关系，因此，当发现自己有循规蹈矩、谨慎刻板、固执、倔强、多疑等人格特点时，应当提高对强迫症的警惕，及时优化和改进自己的个性。

当然，最好是父母在孩子小时候注意对孩子良好人格的培养，不要给予过多过于刻板的要求，以免孩子形成强迫型人格。

产生强迫观念时，采取顺应自然的态度，不要去对抗或者是用相反的思维去纠正。可以多参加集体活动及文体活动，培养多方面的爱好，以在大脑中建立新的兴奋点替代强迫观念和行为。

当然，发现自己患有强迫症时，最好是马上向心理医生求助。药物治疗结合心理治疗对强迫症的治疗效果较好。

➡ 什么是人格障碍？

人格障碍是指人格特征明显偏离正常，使病人形成了一贯的、反映个人生活风格和人际关系的异常行为模式。病人以固定的不正常的反应方式对环境刺激做出反应，明显影响其社会功能与职业功能，病人自己也感到精神痛苦。

人格障碍形成的原因较复杂，大量研究结果表明，生物、心理、社会环境等方面的因素都会对人格形成产生重要影响。人格障碍一般开始于幼年，青年期定型，不进行治疗的话会持续至成年期甚至终身，具有极大的危害。

人格障碍病人通常难以正确评价社会对自己的要求，难以处理复杂的人际关系，对环境适应不良，甚至做出违反伦理道德规范和法律法规等的社会行为。

人格障碍一般分为以下几种类型。

（1）偏执型人格障碍：以猜疑和偏执为主要特点，始于成年早期，男性多于女性。这种人格障碍主要表现为：①过分敏感，没有充分证据便预期自己会遭人伤害和摧残；②猜疑心强，不信任或者怀疑他人及配偶的忠诚；③无端自卑，很容易感到自己受轻视，对挫折和拒绝特别敏感；④过分自负，认为自己正确，将挫折和失败归咎于他人；⑤不能谅解别人，常与他人发生争执，人际关系不良。

（2）分裂型人格障碍：以观念、外貌和行为奇特，人际关系有明显缺陷和情感冷淡为主要特点。这种人格障碍主要表现为：①对人（包括亲人）冷淡，缺少对他人的温暖与关怀；②孤独怪僻，我行我素，很少与人来往，无亲密朋友或知己；③有一些奇异的想法和观念，行为古怪不合时宜；④生活平淡、刻板，缺乏创造性和独立性；⑤逃避现实、与世无争，但内心充满焦虑和敌意。

（3）反社会型人格障碍：以行为不符合社会规范、经常违法乱纪、对人冷酷无情为主要特点，男性多于女性。这种人格障碍主要表现为：①感情冷淡，对他人漠不关心，缺乏同情心和爱心，对家庭没有责任心，不抚养子女或不赡养父母；②给别人造成痛苦后，也很少感到内疚，缺乏罪恶感，无羞耻感，对善恶是非无正确判断；③缺乏自我控制能力，易激惹、冲动，并有攻击行为，屡受惩罚也不易接受教训；④极端自私，以自我为中心，损人利己，以恶作剧为乐；⑤在校期间即有说谎、逃学、吸烟、酗酒、欺侮弱小、偷窃、斗殴、赌博、故意破坏他人财物或公共财物、无视校规等恶习。

（4）强迫型人格障碍：以要求严格和完美为主要特点，病人具有强烈的自控行为。这种人格障碍主要表现为：①循规蹈矩，不知变通，希望遵循他所熟悉的常规，无法适应新的变化；②做事过分谨慎刻板，事先反复计划，事后反复检查，注重细枝末节，过分追求完美以至于无法完成任务；③怕犯错误，遇事犹豫不决、优柔寡断，总是借故拖延、回避；④内心缺乏安全感，焦虑、紧张、悔恨情绪居多，缺少轻松、愉快、满意感，不能平易近人，难以热情待人，没有幽默感，情感表达拘束；⑤责任感特别强，往往用十全十美的高标准要求自己，近乎苛求，过分自我克制。

（5）表演型人格障碍：也称癔症性人格障碍，以过分感情用事或用夸张言行吸引他人注意为主要特点。这种人格障碍主要表现为：①好表现自己，为了吸引别人注意，行为夸张、做作、哗众取宠、危言耸听，在外表或行为上有不适当的性挑逗；②情感强烈易变，热情有余而稳定不足，常感情用事，按自己的喜好判断事物的好坏，爱夸张地表达情绪，给人一种装腔作势、无病呻吟的印象；③以自我为中心，喜欢别人的注意和夸奖，当自己不是他人注意的中心时，便感到很不舒服；④高度的暗示性和幻想性，意志较薄弱，易受他人影响或诱惑，爱幻想，常把想象当成现实；⑤爱撒娇、任性、急躁，胸襟较狭隘，往往视玩弄别人为达到自我目的的手段。

（6）冲动型人格障碍：以情感爆发伴有明显行为冲动为特征，男性明显多于女性。这种人格障碍主要表现为：①情感不稳，易与他人发生争吵和冲突，点滴小事都可能让其爆发强烈的愤怒情绪和攻击行为，在冲动行为受阻或受到批评时表现尤为明显；②自控力差，缺乏计划和安排，做事虎头蛇尾，很难坚持需长时间才能完成的某一件事，对自己的冲动行为虽懊悔，但并不能防止再发；③人际关系不稳定，时好时坏，容易产生人际关系紧张问题，时常有情感危机；④发作时，可能对他人做出攻击行为，也可能做出自杀、自伤行为。

（7）其他人格障碍：①依赖型人格障碍，以依赖、怕被人遗弃、常感到自己无助等为特征；②焦虑型人格障碍，以长期感到紧张、提心吊胆、不安全和自卑、对拒绝和批评过分敏感等为特征；③回避型人格障碍，以行为退缩、心理自卑、面对挑战多采取回避态度或无法应付等为特征；④自恋型人格障碍，以好出风头、自以为是、喜欢别人的注意和称赞、要求旁人都得按照自己的意志去做等为特征。

➡ 怎样预防和治疗人格障碍？

人格障碍所引发的行为问题程度差异较大。轻者过着比较正常的生活，只有与他经常相处的人如亲人或同事才会发现他有问题，觉得他有些无事生非、难以相处、令人厌烦；严重者则表现得特别明显，他们难以适应正常的社会生活，无法控制自己的行为和情绪，往往给社会带来危害并严重影响到他人。

由于人格具有一定的恒定性，要改变并非易事，但通过科学的方法，还是能对人格障碍进行预防和治疗。

尽管人格障碍到成年时才定型，但大多数在儿童、青少年时期就开始产生了。因此，父母应当多学一些教育方法和技巧，为孩子提供良好的家庭环境，这是预防和减少人格障碍的有效手段。

由于很多人格障碍病人本人并不觉得自己有病，因此家人和朋友应当帮助他们就医。

治疗通常需要较长时间，一般以心理治疗为主，也可选用一些镇静剂、抗焦虑药与抗抑郁药配合使用。

➡ 什么是性功能障碍？

性功能障碍是指不能进行正常的性行为，或正常性行为中不能获得性的满足。性功能障碍对于男性而言是指总是没有进行正常的性行为的能力，对女性来说则是指能性交但总是对性行为的体验不满意（不感到快乐）。导致性功能障碍的原因有生物性因素、心理因素和文化因素，这些因素可同时存在并相互作用和相互影响。常见的性功能障碍有性欲减退、男性勃起功能障碍（阳痿）、冷阴、早泄、阴道痉挛、性交疼痛等，由于病人得不到性满足，对其日常生活也会有所影响。

性功能障碍的主要表现如下。

（1）性欲减退：指成人对性兴趣降低，性欲望、性幻想缺乏，性生活次数减少甚至丧失。有的会对性活动产生极度的恐惧或焦虑情绪并极力回避，称为性厌恶。有的在性活动中缺乏相应的快感，称为性乐缺乏。

（2）男性勃起功能障碍：指成年男性有性欲，但生殖器官缺乏勃起反应，或勃起不充分或历时短暂，或在正要性交时或射精前勃起消失或减退，以至难以进行或维持满意的性交。这是一种非常严重和常见的男性性功能障碍。

（3）早泄：指男性的生理性功能正常，但性交时射精过早，导致性交不满意，或者阴茎未插入阴道就射精。

（4）冷阴：指成年女性有性欲，但难以产生或维持满意的性交所需要的性交时生殖器的适当反应，以至不能顺利地进行性交。

（5）性高潮障碍：指在性交过程中不能达到性欲高潮或性快感不明显，女性较常见。性高潮障碍又分两种情况：一种是在性交中从来都没有达到性高潮；另一种是曾经有过性高潮，后来因为某种因素和刺激而不再有性高潮了。

（6）阴道痉挛：指性交时阴道肌肉强烈收缩，致使阴茎插入困难或引起疼痛，阻止阴茎进入阴道或使进入不舒服，以至于无法正常进行性交活动。

（7）性交疼痛：指性交引起男性或女性生殖器疼痛，而且这种情况不是由局部病变引起的。对于女性而言，疼痛的部位有时仅在外阴部，有时在阴道内部。

➡ 怎样预防和治疗性功能障碍？

（1）学习性知识。如果一个人缺乏性知识，往往会产生对性生活的苦恼，并可能产生性功能障碍。现实生活中，不少成人都有一些错误的性观念，如认为手淫会严重影响身体健康，性交使身体耗损太大而导致"元气"亏损，性交只是为了生儿育女等。一般来说，由缺乏性知识而导致性功能障碍的病人，经过性教育后就有可能治愈。

（2）端正性态度。由于早期家庭、学校教育以及文化传统、习俗等的影响，或者在青少年时期没有接受科学的性教育，有的成人对性持否定态度，认为性活动是肮脏、下流的，结果这些人的性行为和性情感处于抑制状态，对性活动带有罪恶感和恐惧心理，进而形成了性功能障碍。应端正对性的态度，认识到性是人的一种正常的生理和心理活动。

（3）夫妻之间加强性交流。受中国传统文化的影响，我国的夫妻很少交流彼此的性感受。由于双方性欲水平的差异，以及对性认识的不同，在缺少交流的情况下，有意或无意地会对对方产生不满情绪，最终导致性功能障碍。夫妻加强性交流，注意对方的性要求和表达方式，能减少性功能障碍的发生。

（4）积极参加体育锻炼，避免不良生活和饮食习惯，不酗酒，少吸烟，及时放松与调整紧张心情，缓解与消除焦虑不安的情绪，保证身体健康和心情舒畅，有助于预防性功能障碍的产生。当出现性功能障碍时，应积极求助于医生。

➡ 什么是性变态？

性变态即性心理障碍，也称性欲倒错、性歪曲，这是一种变态的性行为和性心理。有性心理障碍的人对正常的性生活没有欲望，却对异常的性行为具有强烈的欲望，并反复发生，成为习惯性行为。性心理障碍的产生，与人格缺陷、家庭教育不良等因素有密切的关系。性心理障碍主要有性别认同障碍（性身份障碍）、性偏好障碍和性指向障碍三类。

1. 性别认同障碍

性别认同障碍者有变换自身性别的强烈欲望。性别认同障碍包括以下三种类型。

（1）女性的性别认同障碍：指持久和强烈地因自己是女性而感到痛苦，并非因看到任何文化或社会方面的好处而渴望自己是男性；或者坚持自己是男性，厌恶女装，坚持穿男装，甚至坚持表示自己已经有了阴茎或即将长出阴茎。

（2）男性的性别认同障碍：指持久和强烈地因自己是男性而感到痛苦，并非因看到任何文化或社会方面的好处而渴望自己是女性；或者坚持自己是女性，偏爱女性着装，参加女性的游戏或娱乐活动，断言自己将成为女人，对阴茎或睾丸表示厌恶。

(3) 易性症：指从心理上否定现有的性别，认为自己真正的性别与当前生理特征显示的性别相反，强烈要求变换生理的性别特征，希望通过外科手术或激素治疗而使自己的身体与自己所偏爱的性别一致。

2. 性偏好障碍

性偏好障碍病人常采用与常人不同的异常性行为满足性欲。性偏好障碍包括以下几种类型。

(1) 恋物症：指在强烈的性欲望与性兴奋的驱使下，反复收集异性使用的物品，并将这些物品作为性兴奋与满足的唯一手段。病人多数为男性。所恋物品均为直接与异性身体接触的东西，如乳罩、内裤等，对病人具有强烈的性刺激。他主要通过接触这类物品并伴以手淫，或者在性交时由自己或要求性对象持此物品来获得性满足。

(2) 异装症：指通过穿着异性服装而得到性兴奋的一种性变态形式，表现出对异性衣着特别喜爱，反复出现穿戴异性服饰的强烈欲望并付诸行动。当这种行为受抑制时可能会引起病人明显的不安情绪。病人一般为男性。与易性症不同的是，病人并不要求改变自身性别的生理特征。

(3) 露阴症：指反复在陌生异性面前暴露自己的生殖器，以满足引起性兴奋的强烈欲望，从而获得性快感。露阴症几乎仅见于男性。露阴症病人在事后往往很懊恼，但难以控制自己，常常是冲动战胜理智，做出此种有伤社会风化的行为。

(4) 窥阴症：指通过窥视异性阴部、裸体或者他人性活动，有的伴有手淫，以满足引起性兴奋的强烈欲望。窥阴症几乎仅限于男性。需要注意的是，观看淫秽音像制品并获得性满足不属于这种症状。

（5）摩擦症：患有此症的男性，往往在拥挤场合或趁对方不备之际，以身体某一部分（常为阴茎）摩擦和触摸女性身体以获得性快感。

（6）性施虐症与性受虐症：指向性爱对象施加虐待或接受对方虐待，以获得性快感。其手段包括捆绑、鞭打等引起疼痛和侮辱的行为。提供这种行为以产生性兴奋为性施虐症，接受这种行为以达到性兴奋为性受虐症。

（7）恋童症：这是一种以儿童为对象获得性满足的一种性变态行为，以男性多见。恋童症病人表现为对成熟的异性不感兴趣，只对儿童产生性兴奋。他们常常通过窥视或玩弄儿童的生殖器来达到性满足，并出现性接触。

3. 性指向障碍

性指向障碍病人对不引起一般人性兴奋的人物或情景有强烈的性兴奋。

➡ 出现了性变态应该怎么办？

性变态病人并非全是道德败坏之人，他们中的大多数人一般社会生活适应良好，具有正常人的道德伦理观念，对自己的性变态行为也倍感烦恼。但由于无法控制自己，往往在满足自身需要的同时，损害他人的身心健康，给社会带来危害，并可能受到法律的制裁。

因此，如果发现自己有了性变态行为，应及时到医院就诊，否则很可能在寻求满足性欲的异常行为方式中干扰社会

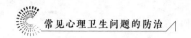

秩序和伤害他人，最终会被法律所制裁。

➡ 什么是癔症？

癔症也称为歇斯底里症，是一种以解离症状（部分或完全丧失对自我身份识别和对过去的记忆）和转换症状（在遭遇无法解决的问题和冲突时产生的不快心情，以转化成躯体症状的方式出现）为主的精神障碍。农村中所谓的"鬼神附体"，就是较为常见的癔症发作形式之一。癔症的发病同病人的生理、心理素质有关，紧张、恐惧、情绪不稳定、易接受暗示、文化水平低、迷信观念重者，缺少坚定理智、意志不稳定、幻想多、争强好胜、虚荣、易冲动者，以及青春期或更年期的女性，较一般人更易发生癔症。

癔症有两种，一种是癔症性精神障碍，另一种是癔症性躯体障碍。

1. 癔症性精神障碍

（1）情感暴发：病人在受精神刺激如与人争吵、情绪激动时，突然有哭叫不休、捶胸顿足、撞头打滚等夸张动作。

（2）意识障碍：病人突然昏倒，呼之不应，推之不动，或者是意识朦胧，兴奋激动，有幻觉、错觉，以及离家出走、到处游荡等，清醒后对病中经历多不能完全回忆。

（3）癔症性精神病：病人表现出明显的行为紊乱，哭笑无常，情绪激昂，言语零乱，有短暂幻觉、妄想，盲目奔跑或伤人毁物，一般受到严重心理创伤后突然发病，可突然痊愈而无后遗症，但可再发。

（4）癔症性神鬼附体：病人在病症发作时以死去多年的

亲人或邻居的口气说话，或自称是某某神仙的化身等，常见于农村妇女。

（5）癔症性遗忘：遗忘掉某段时间或事件。

（6）癔症性别认同障碍：对自己原来的生殖性别不能识别。

（7）癔症性假性痴呆：突然出现严重智力障碍。

2. 癔症性躯体障碍

（1）感觉障碍：某个部位的皮肤对触觉特别敏感，或者局部或全身皮肤感觉缺失，或者是突然弱视、失明，或者是听力突然丧失，或者是咽部有异物感或梗阻感，或者是突然出现剧烈头痛、背痛或躯体其他部位的疼痛等。

（2）运动障碍：如抽搐发作，表现为突然倒地，全身僵直，有时呈不规则抽动，呼吸急促，呼之不应，表情痛苦，有时有扯头发、撕衣服等动作，或者是瘫痪，轻者可活动但无力，重者完全不能活动，或者是失声、不语。

（3）躯体化障碍：以胃肠道症状为主，出现腹部不适、反胃、腹胀、厌食、呕吐等症状，也可表现为泌尿系统或心血管系统症状，如尿频、尿急，或者心动过速、气急等。

需要说明的是，所有表现出的这些症状都是心理性的，病人器官组织并无器质性损害。

癔症是在精神因素作用下急性起病，有的症状在短期内可自行消失，有的症状会持续相当长一段时间。需要注意的是，即便症状自行消失，往往也会有再发倾向。因此，癔症病人应及时到医院接受治疗。若得不到及时、恰当的治疗，可能会严重影响病人正常的工作和生活。治疗包括心理治疗、物理治疗和药物治疗等。治疗期间应注意不要有意或无意刺激病人，以免病情加重。